JN052892

「心の病」の脳科学

なぜ生じるのか、どうすれば治るのか

林(高木)朗子
加藤忠史　編

ブルーバックス

カバー装幀　芦澤泰偉・児崎雅淑
カバーイラスト　はしゃ
取材・構成　立山晃（フォトンクリエイト）
本文デザイン　齋藤ひさの
本文図版　アトリエ・プラン

はじめに

現代社会は「ストレス社会」とも呼ばれ、私たちは多くのストレスを抱えて生活しています。競争社会、管理社会、高齢化社会、情報化社会……というように、ストレスは雨のように降ってきます。この状況に連動するように、心に起因する社会問題はますます深刻化しています。最新の疫学データによれば、精神疾患、つまり「心の病」に一生涯のうちに一度でも罹患《りかん》する確率は80％だそうです。私たちにとって一大事のこの病は、もはや他人事ではありません。

精神疾患には多様な種類があり、その要因も症状もさまざまです。たとえばストレスがなくなれば精神疾患が治るという単純なものではないことも、多くの方を苦しめています。

そのような中、質の高い心豊かな生活を送るためにはどうすれば良いでしょうか。それには、「心の病」を生み出す「脳」に対する正しい理解と、それに立脚した共感と思いやりのあるコミュニケーションを介して、人々が互いに調和しながら進むべき道を柔軟に模索していく必要があるのではないか――脳を研究している私たちは、そのように考えています。人が人の脳を正しく理解する「脳リテラシー」こそが、「心の病」の予防や治癒への鍵になるはずです。

「心の病」を治すのが難しいのは、患者さんの脳の中で何が起こっているか、明らかではないことばかりだからです。最新科学で解明できないほど、私たちの脳はとても複雑な仕組みではたらいています。

破竹の勢いで技術が進歩している人工知能（AI）と比較してみましょう。

たとえば、囲碁はAIが人類に勝つのは不可能に近いと考えられていましたが、2017年、囲碁界最強の天才棋士・柯潔《かけつ》氏に対し、ディープマインド社の囲碁AIである「アルファ碁（AlphaGo）」が3戦3勝の完勝をおさめました。がんに関連する約2000万件の論文情報を学習したIBM社の「ワトソン」というAIが、治療が困難を極めていた急性白血病の患者さんの病気のタイプを10分で特定し、治療法の変更を提案して回復に導いたという事例も出てきました。

どちらのAIも、ニューラルネットワークというモデルを応用しています。ニューラルネットワークとは、人間の脳の素子である神経細胞やそのつなぎ目であるシナプス、そしてそれらから形成される神経回路網から着想を得たもので、脳機能の特性のいくつかをコンピュータ上で表現するためにつくられた数学モデルです。つまり、AIはもともと脳の仕組みを模して造られたものです。それゆえ、もはや人間の脳のことはすべて分かってしまっているのではないか、と思っている方もいるかもしれません。

しかし、そうではないのです。では、人の脳にできてＡＩには困難なことには、どのようなものがあるのでしょうか？

現在のＡＩは特化したこと、たとえば先ほどの囲碁の例などのように、特定のタスクにのみ人を凌駕する能力を発揮できます。一方で、人間はさまざまなタスクに柔軟に対応できる汎用性を持っており、さらには未知の状況を推論し、自らの行動を持続的に修正することができます。また人間は、原因と結果を理解し、それを簡潔に表現できます。

過去の膨大な天体データに基づき、どの惑星が、いつ、どこにあるかを計算することはＡＩにもできますが、このような原理原則を、宇宙の秩序を端的に表す理論（ケプラーの法則）として表現することは未だにできません。この理論は、４００年も前に天文学者ヨハネス・ケプラーにより導出された美しい理論です。また、ワトソンの例を見れば分かるように膨大な文献を読み込むことはＡＩの得意とするところですが、意味を理解し、そのエッセンスを凝縮したキャッチコピーにすることもＡＩには難しいでしょう。

今年の新聞をすべてＡＩに読み込ませ、サラリーマン川柳を作成したとしても、入選作品が魅せる悲哀とユーモアを交えた圧倒的なシャープな切れ味になるでしょうか。さらには、美術品や文学などの創作や、丁度いい塩梅《あんばい》で問題解決して事業を立ち上げることなども人類の圧勝と言えそうです。また好奇心、向上心、時に不合理な判断やリスクをとり、想定外のセレンディピティを生み出します。人間は「なぜ？」と疑問を持ち、考えます。考える分、思考力は深まり、新たな創造が次々と生まれていきます。ＡＩに「『なぜ？』と疑問を持ちなさい」、「良い『問い』を設定しなさい」と命令しても難しいでしょう。

人間の脳がいかに優れた創造物であるか、ご理解いただけたと思います。重量でいえば、せいぜい１４００ｇの物体が、このような緻密で、柔軟で、創造的な知的作業を司るのです。そして、その機能が不具合を起こしたものが「心の病」なのです。

それだけ緻密な脳だからこそ、まだ分かっていないことが山ほどあります。脳は物事をどうやって認識し、意識はどこから生まれるのか——。謎の多い脳だからこそ、私たちの脳のどこがどうやって不具合を起こして「心の病」となるのかを知るのもとても難しいことなのです。しかし、私たち研究者は、決して精神疾患が不治の病であるとは考えていません。最新研究で精神疾患が生まれる仕組みや治癒への道筋を探り、その成果が少しずつ見えてきているのです。

本書は、「心の病」がどうして生じるのか、そして、どこまで研究が進んでいるのかを最前線の科学の視点で解説します。執筆者は、脳科学から精神疾患の仕組みの解明や治療法の開発を目指す研究者たちです。現役の精神科医、精神科医をやめて基礎神経科学者になった者、生粋の基礎科学者、心理学者など、さまざまなバックグラウンドの医療従事者・研究者が最新の知見を含めた各自の切り口から脳科学について語ります。

本書は全12章からなり、大きく分けて3部構成となります。第1部では、脳の基本的な仕組みを解説し、ゲノム、シナプス、脳回路という3つの異なる階層から精神疾患がどのように生じるのかを見ていきます。第2部では、脳の変化によって「心」にどのような影響が出るのか、精神疾患研究の最前線をお伝えします。第3部では、治癒が難しいとされてきた精神疾患治療がどこまで進歩してきているのか、その展望をご紹介しましょう。

各章の内容について、別の角度からもう少し詳しく紹介しましょう。まず、第一の切り口はゲノム（遺伝子）です。脳も他の臓器と同じように遺伝子という設計図からつくられます。したがって、どのような遺伝情報を持つかによって「心の病」のなりやすさが違いますし（第2章）、〝飛び回る遺伝子〟という驚くべき現象も「心の病」と関係ありそうです（第5章）。遺伝情報から神経発生が進み、さまざまな種類の細胞がつくられますが、ニューラルネットワークの素子となるのは神経細胞であり、シナプスというつなぎ目を介して神経回路網をつくります。シナプス機能は脳機能に直結するのですが（第1章）、精神疾患に関係する遺伝子の多くがシナプスに関係していると言われています。ＰＴＳＤにも関係がありそうです（第8章）。また、神経細胞がどのようにつながって神経回路をつくっているか、その配線の変化と精神疾患のつながりも紹介します（第3章）。

そして脳科学との融合により、現代社会の過大なストレスがなぜ心の調子を悪くさせてしまうのかという問いに、科学のメスを入れることができます（第4章）。自閉スペクトラム症（第6章）、ADHD（第7章）、双極性障害（第9章）に関しては、最先端の研究成果を解説します。新しい治療法の開発も続々と行われています。ニューロフィードバックで恐怖記憶や好みを人為的にコントロールしたり（第10章）、ロボットで挑む自閉スペクトラム症支援の可能性（第11章）や、精神疾患の根本治療につながるバイオ医薬の最先端（第12章）までの最新トピックも盛り込みました。

冒頭から順に読み進めると、脳の基本的なはたらきを理解しやすいですが、気になるテーマの章やコラムから読んでいただいても構いません。

多くの精神疾患は、適切な治療によって、少なくとも一部の症状は改善、もしくは完全に治りうるものです。そのためには、正しい理解に基づいた自己理解および周囲のサポートが必要となります。本書が脳リテラシーの一助となれば幸いです。

林（高木）朗子

第2章 ゲノムから見た精神疾患
──発症に強く関わるゲノム変異が見つかり始めた……36 久島周

第3章 脳回路と認知の仕組みから見た精神疾患
──脳の「配線障害」が病を引き起こす？……57 那波宏之

対症療法でしのぐしかなかった精神疾患の治療に転換期が訪れている。薬物療法だけでなく、ロボットやニューロフィードバックという新技術の研究も進んでいる。「治る病気」となる日も少しずつ近づいているようだ。

第1部

「心の病」は どこから生じるのか？

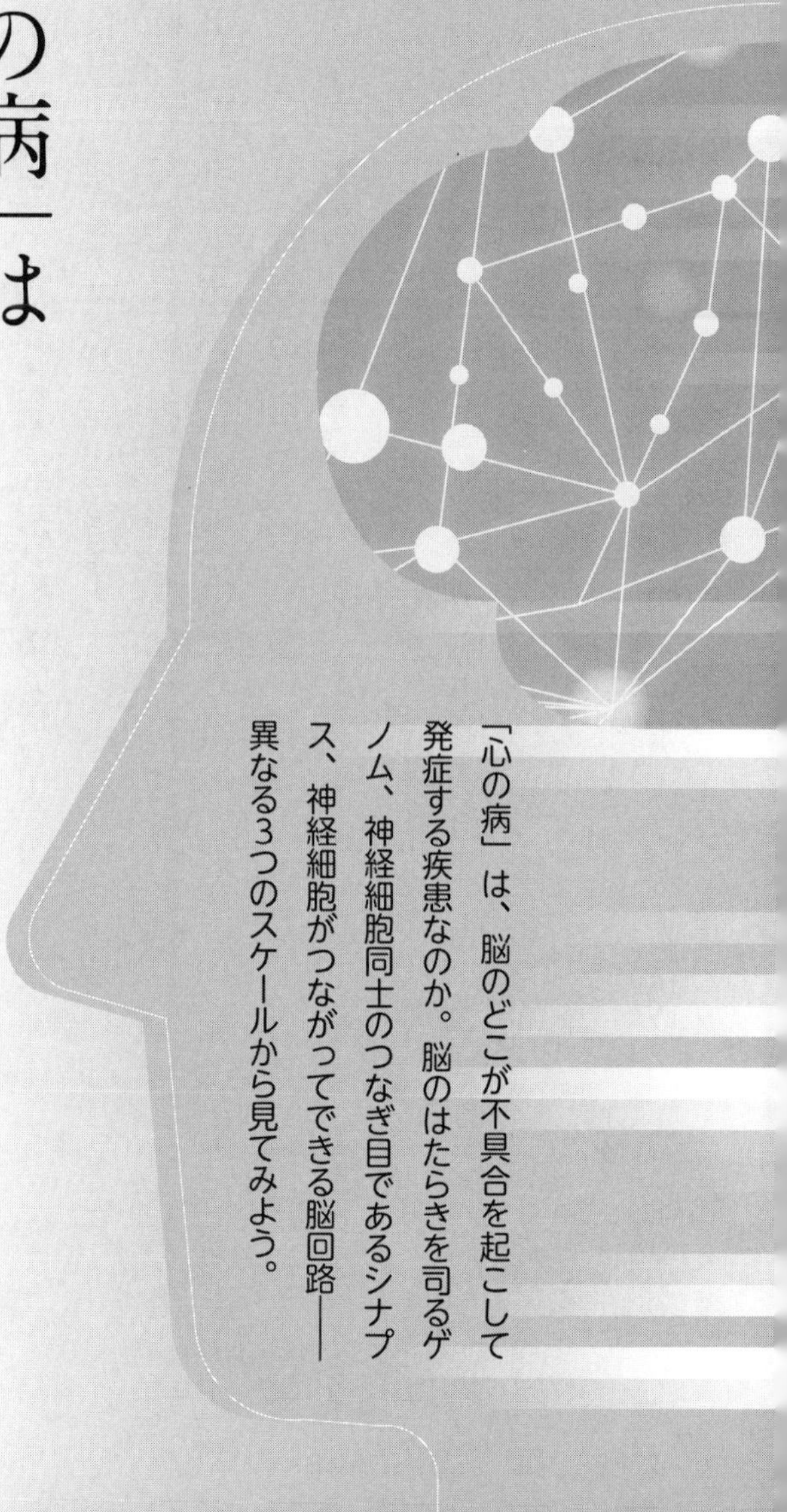

「心の病」は、脳のどこが不具合を起こして発症する疾患なのか。脳のはたらきを司るゲノム、神経細胞同士のつなぎ目であるシナプス、神経細胞がつながってできる脳回路——異なる3つのスケールから見てみよう。

第1章 シナプスから見た精神疾患
――「心を紡ぐ基本素子」から考える

理化学研究所 脳神経科学研究センター 多階層精神疾患研究チーム チームリーダー●林（高木）朗子《あきこ》

なぜ、「心の病」の脳科学か

私たち脳科学者は、精神疾患の原因の多くが脳に由来すると考えています。その証拠の一つは、脳を損傷すると、精神状態、心のあり方ががらりと変わってしまうことです。

たとえば、フィニアス・ゲージ（1823〜1860年）という人の例が有名です。彼は、鉄道工事の事故で脳の前頭前野《ぜんとうぜんや》という場所に杭が刺さってしまいました。それまで彼は有能な現場監督で温厚な性格でしたが、事故後は仕事を行う意志や能力を失うとともに、性格が変わってしまったと言われています。この報告自体は、その正確さについて議論があるものの、他の症例と共に考えれば、脳という臓器の損傷で精神や心が劇的に変わってしまうこと、精神や心のはたらきを、脳が生み出していることに疑いの余地はありません。

もちろん、脳も体の中の臓器の一種なので、ほかの臓器から大きな影響を受けています。内分泌や免疫、腸内細菌と精神疾患の関係も注目されています。ただし、これらの他臓器の影響が脳に及ぶことで精神疾患が発症すると考えられます。

アルツハイマー型認知症や、運動機能に障害が現れるパーキンソン病の原因も脳にあります。それらの患者さんの脳を病理学的に調べると、異常なタンパク質の凝集体が、ある特定の神経細胞に蓄積し、その結果、その細胞群が障害を受け脱落していきます（細胞死）。進行すると脳容積が著明に減少（脳萎縮）していく経過がＣＴ（コンピュータ断層撮影）やＭＲＩ（核磁気共鳴画像法）などの脳画像法で見られ、そのため、アルツハイマー型認知症やパーキンソン病は**神経変性疾患**に分類されます。

一方、統合失調症をはじめとする精神疾患の患者さんの脳を調べても、異常なタンパク質が蓄積している様子も、神経細胞の顕著な細胞死も見られません。古典的な神経病理学的手法では何も見出すことができなかったため、〝統合失調症は神経病理学者にとって墓場〟とまでいわれました。脳萎縮も軽度であることがほとんどで、一体どこに病変があるのだろうと研究者たちは首をかしげました。

しかし、脳のどこかに精神疾患の原因となる異変が隠れているはずです。

シナプスが私たちの「心」を制御している

ヒトの脳は、約1000億個もの**神経細胞**がつながり合った巨大なネットワークで、情報のやり取りは電気信号で行われます。

神経細胞には、信号を受ける**樹状突起**《じゅじょうとっき》と、信号を出力する**軸索**《じくさく》という2種類の突起がありまず(図1-1)。樹状突起から細胞体を経て、軸索へと電気信号が流れ、隣の神経細胞の樹状突起へ信号を伝えます。

しかし、軸索と樹状突起との間には、わずかな「すき間」があり、このつなぎ目のことを**シナプス**と呼びます。電気信号がシナプスまで到達すると、前側の神経細胞(**シナプス前細胞**)から**神経伝達物質**と呼ばれる化学物質がシナプスへ分泌されます。神経伝達物質は、後ろ側のシナプス(**シナプス後細胞**)により受け取られ、この化学信号は再び電気信号へ変換されます。

味の素(グルタミン酸)を食べると頭が良くなるとか、GABA《ギャバ》を配合した商品にはリラックス効果があるなどと聞いたことがあるでしょうか。**グルタミン酸**は神経細胞を興奮させる神経伝達物質ですし、**GABA**(ガンマアミノ酪酸)は神経細胞を落ち着かせる神経伝達物質です。神経細胞の興奮とは、細胞の内部の電位(膜電位)が上がることで、逆に、神経細胞の膜電位を下

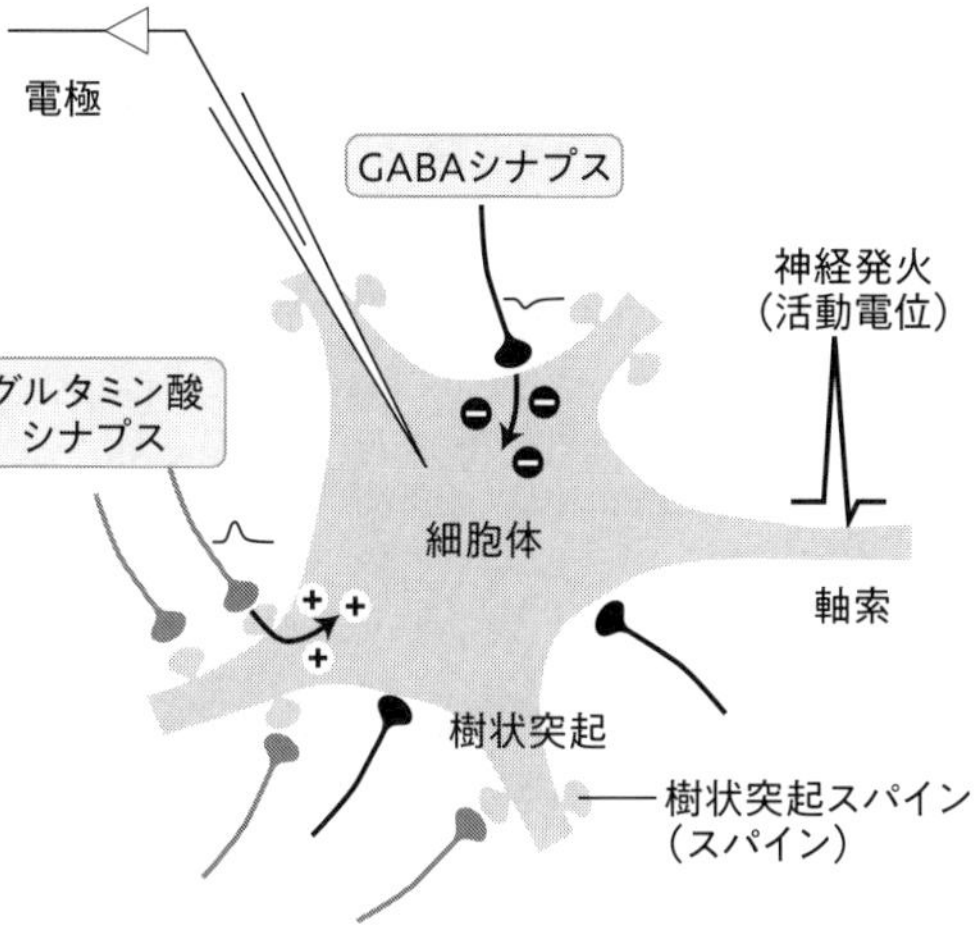

図 1-1　神経細胞の仕組み
神経細胞には、信号を受ける樹状突起と信号を出す軸索という２つの突起があり、周囲の神経細胞とつながっている。軸索と樹状突起のつなぎ目がシナプス。電気信号が伝わると、シナプスで神経伝達物質に変換され、次の神経細胞に信号が伝えられる

げることを抑制と言います。

したがって、グルタミン酸やＧＡＢＡを体外から摂取することで脳機能をコントロールできそうな気もします。しかし、じつは、体外からこれらを摂取しても脳へは到達しないことが分かっています。神経伝達物質として直接脳内で使用することを期待するとしたら、間違った情報と言わざるをえませんし、脳リテラシーの大切さを示すエピソードと言えそうです。

実際に、神経伝達物質は脳の中で生産され、その合成および分解の過程も緻密に制御されて

います。

グルタミン酸による神経伝達に話を戻すと、グルタミン酸による興奮とGABAの抑制のバランスが興奮側に傾き、膜電位がある大きさ（閾値《いきち》）を超えると、膜電位はさらに上昇し、軸索に電気パルスを出力します。これを**神経発火**（**発火**）と呼びます。

ちなみに、私たちの幸福感を構成する物質としてしばしば登場するドーパミン、セロトニン、オキシトシンも神経伝達物質で、神経発火の起こりやすさを調整するので**神経修飾物質**とも呼ばれます。ある風邪薬を服用すると眠くなるという現象は、睡眠・覚醒に関与するヒスタミンという神経修飾物質の機能を阻害するために生じます。「眠くならない風邪薬」は抗ヒスタミンの効果を持つ成分が入っていないため、眠気が出たり集中力や判断力が低下したりしにくいようです。

喫煙すると頭がすっきりしたりイライラが軽減したりします。その原因成分であるニコチンも神経伝達物質で、脳内のニコチン性アセチルコリン受容体に結合し、ドーパミン神経細胞を介して快楽物質であるドーパミンの分泌を促すため、快感や覚醒作用が生じるようです。

どうやらシナプスが私たちの心を強力に制御することは間違いがなさそうです。現在、多くの脳科学者たちが、シナプスの不具合が精神疾患の原因となっていると考え、さまざまな視点から脳の異変を突き止めようとしています。

シナプス・デモクラシー　――神経細胞の発火は多数決で決まる

神経発火の直接的な誘因となる物質はグルタミン酸なので、グルタミン酸によるシナプス伝達をもう少し詳細に見てみましょう。

電気信号が軸索を伝わってくると、シナプス前細胞からグルタミン酸が放出されます。シナプス後細胞にある受容体がグルタミン酸を受け取ると、細胞膜にあるゲートが開いて、細胞外にあったプラスイオン（Na^{+}）が細胞内へ流れ込み、電位がプラスに押し上げられます（図１‐１、グルタミン酸シナプス）。投票でたとえれば、賛成票が１票入ったことになります。

抑制性伝達物質のＧＡＢＡは、グルタミン酸とは反対に、シナプス後細胞にマイナスイオン（Cl^{-}）を流し込みます（図１‐１、ＧＡＢＡシナプス）。反対票が１票入ったような状態で、先に入った賛成票が打ち消されたことになります。反対票に比して一定数の賛成票が０・１秒程度の短い間に投じられると、神経は発火します（図１‐２）。

つまり、同じ時期に同じ声をあげることが神経細胞を発火させるのに必要なのです。シナプスは「民主的な投票の仕組み」だと言えるので、これをシナプス・デモクラシーと呼ぶ研究者もいます[1-1]。

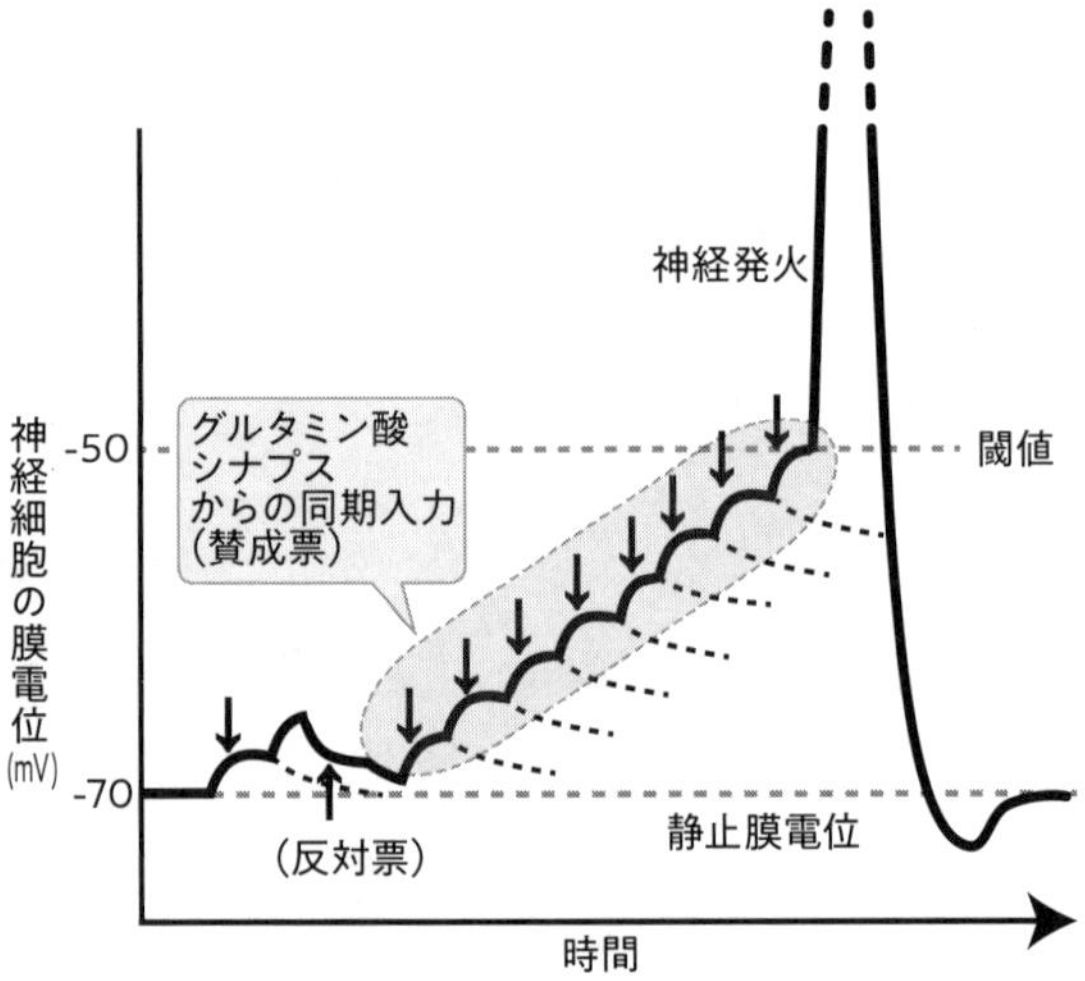

図1-2　シナプス・デモクラシーとは？

グルタミン酸シナプスからの入力はプラスイオン電流を誘発するため（図1－1参照）、膜電位を上昇させる。神経発火のための賛成票とも言える。一方で、GABAシナプスからはマイナスイオンが流入するため、グルタミン酸シナプスからの入力はキャンセルされる。賛成票が短時間で同時に入ることで、膜電位は閾値に到達でき、神経発火が誘発される。神経細胞が発火するためには、民主主義的な合議が必要なのである

シナプスの強さは刻々と変化している

一つの神経細胞には1万個ほどの興奮性シナプスがあると言われています。各々の1票は同じ重みなのでしょうか？

脳の世界ではどうもそうではないようです。多くの興奮性シナプスは、**スパイン**と呼ばれる樹状突起上の微細な構造物上にシナプスを形成します（図1-1、グルタミン酸シナプス）。

スパインは電気回路の配線のように安定したものではなく、しばしば変化することが知られています。たとえばシナプスが大きくなると、神経伝達物質はより多くの電流をそのシナプスへ流します。つまり、このシナプスの1票の効果が増加し、発火に対してより大きな声を持つことになります。スパインが小さくなるとシナプスの効果は小さくなります。このようにシナプスの強さは刻々と変化しており、この現象を**シナプス可塑性**《かそせい》と言います。

マウスの実験によると、脳全体にあるスパインのうち、1ヵ月間にじつに数%が大きくなったり小さくなったりします。すごいと思いませんか！　われわれが学習したり、ある環境下に置かれたりすると、スパインはより変化しやすいことが分かっています。つまりいろいろなことを経験することによって、脳は変化するのです。

その結果、非常に強いシナプスと、ほとんど何の影響もないような弱いシナプスができあがります。シナプス・デモクラシーは、じつは歪《ゆが》んだ民主主義と言えます。

「FBIに追跡されている」という妄想が生じるわけ

私の研究室では、シナプスと精神疾患の関係、とくに統合失調症を中心に研究を進めています。統合失調症は、100人に1人ほどがかかる頻度の高い疾患です。多くは思春期に、不安、感覚過敏、集中力の欠如などの症状とともに、統合失調症に特有の「幻覚」や「妄想」が現れはじめます。幻覚とは実際にはないものが知覚されることで、とりわけ統合失調症の幻聴はとてもはっきりと聞こえ、周囲が不気味に思えて強い不安を抱くときに聞こえてくることが多いようです（第3章参照）。命令する声や悪口が聞こえたりするので、本当の声と区別ができなくなり、幻聴に基づいて行動をしてしまうこともあります。

妄想とは、明らかに間違った内容を根拠もなく信じてしまい、周りの人たちが訂正しようとしても訂正できない考えのことです。妄想は、専門的に言うと一次妄想と二次妄想に分けられます。

二次妄想は、患者の現在おかれている心理・社会的状況を考えれば、ある程度は了解可能なものです。さまざまな精神疾患に、そして時には健常者にも出現します。

たとえば、職場での人間関係に悩む人が持つ「同僚から避けられている」という被害関係妄想、落ち込んで自責感が強まった人が持つ「お金がない。破産してしまう」というような貧困妄想、認知症の方が持つ「自分の持ち物を嫁に盗られた」という盗害妄想といった具合です。他者から見れば、「考えすぎかもしれないけど、そういう風に考えてしまうのは分からないでもない」というように捉えられるかもしれません。

それに対して**一次妄想**は、**真性妄想**と言われるように、なぜそのような考えに至ったか了解できないものであり、「自分は神の生まれ変わりだ」と確信を持ったりする**妄想着想**、ある知覚に対して唐突に特別な意味づけがなされる**妄想知覚**という現象があります。

たとえば、「今、黒い猫が目の前を通過したのは、ＦＢＩが自分を追跡しているからである」と突然に確信するという具合です。このような一次妄想は、統合失調症に特有であり、知覚や認知などの高次脳機能の統合に混乱が生じていることが示唆されます。その後、意欲が低下して引きこもることが多く、認知機能の障害も進行し、社会復帰を難しくします。

現在の統合失調症の薬は、幻聴をある程度抑える効果はあっても、認知障害への効果は不十分です。症状が軽い人や症状が治まる人もいますが、長い期間にわたって症状に苦しめられ、ずっと入院したままの患者さんもいます。がんや糖尿病など、あらゆる病気の中で入院期間が最も長いのが統合失調症です。患者さん本人や家族の人生に大きな負担を強いることがある疾患です。

統合失調症に関連する遺伝子がシナプスに集中していた

先ほどお話ししたように、統合失調症の患者さんの脳では、アルツハイマー型認知症のような細胞死による脳の大きな萎縮はありません。おそらくシナプスのほんの少しの不具合が原因であると多くの研究者が考えており、その根拠は遺伝学研究です。一卵性双生児では、二人の遺伝情報（ゲノム）はほぼ100％同一です。一方が統合失調症を発症した場合、もう一方は50〜60％の確率で統合失調症を発症すると言われています。

極めて稀なケースですが、米国にジェナイン家の四つ子という有名なケースがあります。この一卵性の4人の女児は、16歳から24歳と発病時期や臨床的重症度は異なりましたが、全員が統合失調症と診断されました。一方で、同じ精神疾患でもうつ病の場合には、その一卵性双生児一致確率が低いことが知られているので、統合失調症は、精神疾患の中でも遺伝要因が大きいようです。

第2章で詳しく紹介するように、精神疾患を発症した人と、発症していない人のすべての遺伝情報（ゲノム）を比べることで、精神疾患の発症に関連する遺伝子を調べる研究が行われています。遺伝子にはタンパク質をつくるための情報が書かれています。ヒトのゲノムには、2万個を超える遺伝子がありますが、それらがすべて脳ではたらいているわけではありません。皮膚ならば皮膚に必要なタンパク質の遺伝子だけがはたらき、それ以外の遺伝子ははたらかないように封印されています。

統合失調症の発症に関連する遺伝子の多くは脳ではたらくもので、その多くが神経細胞のシナプスに関係しています。そこで私たちの研究室では、シナプスに注目して統合失調症のメカニズムを解明する研究を進めてきたのです。

統合失調症では、シナプスが独裁主義になる？

統合失調症の発症に関係する遺伝子は、シナプスではたらくものが多く、中でもスパインではたらく遺伝子が多いのです。また、統合失調症の患者さんの脳を調べると、スパインの数が少ないという報告があります。

統合失調症の発症に関係する遺伝子といっても、その遺伝子のはたらきに変化があると高い確率で発症するものや、発症確率がわずかに上がるだけのものなど、関連の強さはさまざまです。数ある遺伝子の中でも、ＤＩＳＣ１やＳＥＴＤ１Ａという遺伝子などは発症に対する影響度が大きいと言われており、これらの遺伝子がはたらきにくくなる変異があると、そのような変異がない場合に比べて、統合失調症の発症の確率は桁違いに高くなります。

そして、ＤＩＳＣ１遺伝子やＳＥＴＤ１Ａ遺伝子を改変したマウスは、統合失調症の患者さんと似た症状を示す疾患モデルマウスとなります。私たちは、これらの統合失調症のモデルマウスでは、スパインの大きさや密度に違いがあることを突き止めました。

それにより、少数の限られた神経細胞からの信号の伝達効率が異常に高くなっているようです。本来ならば、多数の神経細胞から同時に信号入力がないと発火しないという民主的な仕組みなのに、統合失調症では、スパインの密度や大きさが変わることで、少数の神経細胞からの信号入力だけで発火してしまうという独裁主義に変化して、それが神経回路の調和を乱しているのではないかと私たちは考えています。これは非常に新しい仮説です。

「情報の統合」に障害が起きている可能性

少数の神経細胞からの信号入力の影響が大きくなりすぎると、脳の情報処理に何が起きるのでしょうか。脳では、複数の神経細胞が同じタイミングで（同期して）発火することで情報を統合すると考えられます。

たとえば、黒い猫が目の前を歩いているとすると、黒に反応して発火する神経細胞群、猫の形に反応して発火する神経細胞群、物が動いているという事象に反応して発火する神経細胞群というように、多くの神経細胞群が協調して作用することで、「黒い猫が歩いている」という現象を認知できるのです。

もし脳内の発火のタイミングがずれてしまったり、さらに別の記憶、たとえばＦＢＩが容疑者を追跡しているドラマの記憶を保持している神経細胞群が同期発火して同じ回路の中で機能的につながってしまったりしたならば、「今、黒い猫が目の前を通過したのは、ＦＢＩが自分を追跡しているからである」と強固に確信する妄想知覚が起こるかもしれません。

統合失調症の多くの患者さんで、電話番号を一時的に覚えるような作業記憶に障害が現れます。電話番号を覚えるときにも、特定の数字に反応する神経細胞群が同期して発火する必要があります。ところが、少数の神経細胞からの信号入力の影響が大きくなりすぎると、発火のタイミングが変わってしまうと考えられます。入力の影響が大きくなりすぎた神経細胞だけが単独で発火して、同期のタイミングからずれてしまうのです。これらは、あくまでもまだ仮説の段階で、これから科学的に検証していく必要があります。

シナプスを直接操作して、細胞、回路、行動との関係を調べる

このような仮説を検証するには、シナプスを直接操作し、その結果を定量的に計測し、因果関係を明らかにする必要があります。しかし、ヒトの生きた脳の中でシナプスがはたらく様子を観察することはできません。

ＣＴやＭＲＩなどの脳画像法により、ヒトの脳の構造や機能を調べることはできます。ただ

し、その解像度はせいぜい1ミリメートルほどです。シナプスは1000分の1ミリメートル（1マイクロメートル）、神経細胞の細胞体の直径も10～20マイクロメートルです。脳画像法によって、シナプスや神経細胞の一つずつのはたらき方を観察することはできないのです。

すなわちシナプスや神経細胞などのマイクロメートルのイベントが病態生理の中核を担うことが、ゲノム研究やモデルマウスで次々と示されてきたにもかかわらず、このスケールの研究は進展が遅れてきたのです。

ヒトでは実施できないシナプスや神経細胞の観察や実験が、マウスならば可能です。21世紀に入り、**光遺伝学（オプトジェネティクス）**という手法によるマウスの実験が盛んに行われるようになりました。光を当てることにより、任意の神経細胞を発火させたり発火を抑制したりすることができます。

この光遺伝学の手法で特定の神経細胞の発火を操作すると、マウスが走り始めたり、覚えていたことを忘れたりするなど、行動レベルの変化が起きます。こうして、特定の神経細胞の発火と行動との因果関係を生物学的に証明できるようになりました。これは非常に画期的な発見です。しかし、シナプスレベルの因果関係は、少し前までは、ほとんどありませんでした。

そこで、私たちの研究室では、シナプスレベルの光遺伝学の開発に挑戦し、その技術を確立し

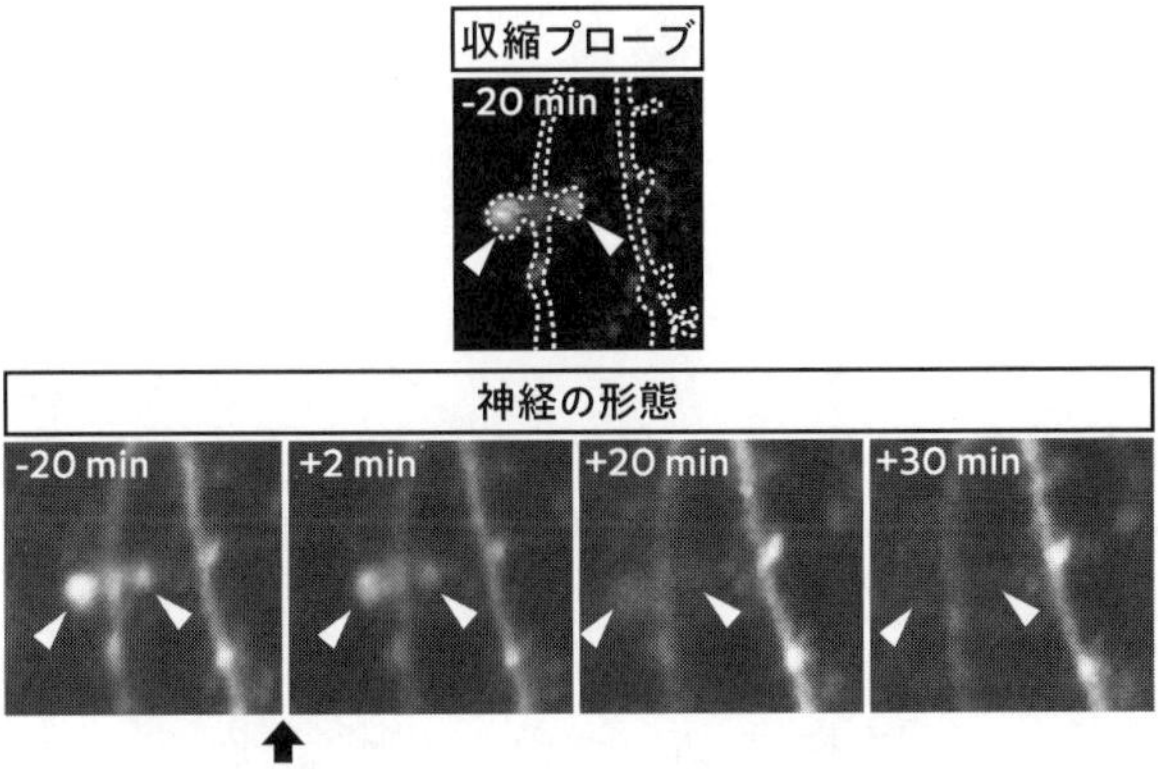

図 1-3　狙ったスパインだけを光で破壊する方法
スパイン収縮プローブが、局在するスパイン（矢印）だけを破壊する。それにより行動も変化するため、スパインと行動との因果関係が明らかになる　＊ Hayashi-Takagi A. et al., *Nature,* 2015 をもとに作成

ました。それは大きくなったスパインだけを光で破壊するという技術です[1-2]（図1-3）。

このシナプス光遺伝学により、シナプスから細胞、神経回路、行動まで、異なるスケールをつないで病気のメカニズムを探るマルチスケールの研究がモデルマウスでできるようになりました。実際に、学習して覚えた記憶を、光照射により忘却できるようになりました。現在、この技術によって、スパインが大きくなった場合の影響を精神疾患モデルマウスで検証しています。

さまざまな仮説を検証して個別化医療を目指す

　これまで統合失調症の原因として多数の仮説が提唱されてきました。最も有名な仮説は**ドーパミン仮説**と言います。これは、脳内の神経伝達物質であるドーパミンが大脳皮質下という脳領域で過剰に分泌されている結果だという仮説で、広く支持されています。一方で、後述するように、ドーパミン仮説だけで統合失調症のすべての症状を説明することは難しいと考えられています。

　ほかにも、GABA作動性神経の活動が弱いという**GABA仮説**、酸化ストレスという細胞ダメージにより神経細胞の機能に変調が生じるという**酸化ストレス仮説**など、じつはたくさんの仮説があります。これらの異なる仮説は、お互いに排他的なものではなく、おそらく複合的に絡みあって病態生理を形成していると考えられています。また統合失調症は単一の疾患ではなく、病因や経過の異なる多様な疾患集合体で、生物学的にはさまざまな種類のグループに分けられると考えられています（不均一性、異質性）。

　既存の統合失調症の薬は、ドーパミンの受容体にはたらく拮抗薬です。受容体の穴を塞いで、ドーパミンを受け取れないようにし、症状が改善すると考えられます。しかし、ドーパミン系の薬は、統合失調症の患者さんの社会復帰を難しくしている認知機能障害への効果は不十分なので、違う仕組みの治療法が必要です。

実際にドーパミン拮抗薬だけで完治する患者さんもいらっしゃれば、まったく不十分で認知障害が強く残存する患者さんまでいらっしゃいます。前者の群は、ドーパミン仮説だけで説明できる要素が強いのかもしれませんし、後者の病態を説明するには、グルタミン酸シナプスやGABA仮説など他の病態生理が必要かもしれません。グルタミン酸とGABAはアクセルとブレーキ役ですので、どちらかの不具合は回りまわって双方の機能の不具合をきたすでしょう。

本章では統合失調症についてお話を進めましたが、多かれ少なかれ、すべての精神疾患には何らかのシナプス〜神経回路の機能変調があります。そして各々のタイプの疾患に多くの仮説が乱立しています。

大切なことは、患者さんがどのタイプの仮説で説明できそうかを層別化するために、患者さんの病気に関連している遺伝子や体質をより細かく調べ、一人ひとりの病態生理に合わせた個別化医療を進めるプレシジョン・メディシン（精密医療）を開発することです。そのために、脳科学者たちは、ヒト脳画像の研究、ヒト遺伝子の研究、モデル動物を用いた研究、iPS細胞などを用いた研究などを複合的に組み合わせ、真実を一つひとつ明らかにするために奮闘しています。

第2章

ゲノムから見た精神疾患

――発症に強く関わるゲノム変異が見つかり始めた

名古屋大学医学部附属病院 ゲノム医療センター 精神医学分野 病院講師●久島《くしま》周《いたる》

遺伝要因と環境要因、どちらの影響が強いのか

歩行中に突然、自転車が突っ込んできて怪我をした場合には環境要因が100%といえますが、ほとんどの疾患は、遺伝要因と環境要因の両方の影響によって発症します。精神疾患ではどちらの影響が強いのでしょうか。

それは、患者さんのきょうだいや両親、祖父母、いとこなどの親族や、遺伝情報がほぼ同一の一卵性双生児の発症率を調べることで推定できます。たとえば統合失調症患者の血縁者では、統合失調症の発症リスクが高いことが知られています。患者さんと血縁関係が近いほど発症リスク

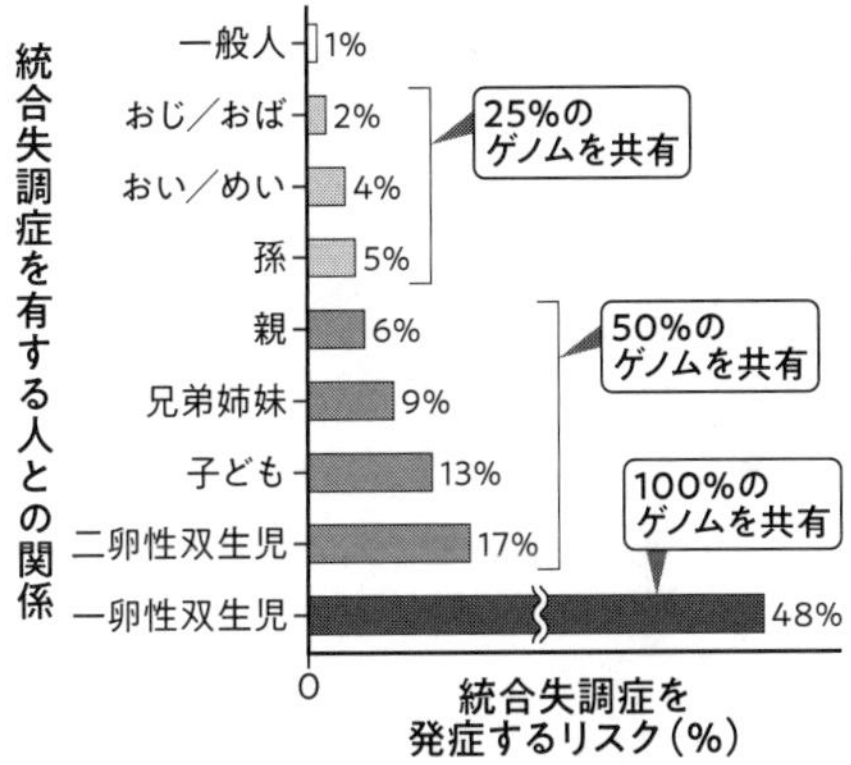

図 2-1　統合失調症患者の親族における発症リスク
＊ Irving I. Gottesman, *Schizophrenia Genesis: The Origins of Madness*, W. H. Freeman & Co.Ltd, 1990 をもとに作成

が高くなります（図２‐１）。そのような研究によって、精神疾患の中でも、統合失調症や自閉スペクトラム症（ＡＳＤ）、双極性障害は、環境要因よりも遺伝要因の影響が強いことが知られています。

では、その遺伝要因とはどのようなものでしょうか。遺伝情報を伝える**ＤＮＡ**には、アデニン（Ａ）・チミン（Ｔ）・グアニン（Ｇ）・シトシン（Ｃ）という４種類の**塩基**が並んでおり、タンパク質を構成するアミノ酸配列の情報が書かれています。

ヒトのすべての**遺伝情報（ゲノム）**は、ＤＮＡにある約30億個の塩基の並び方（**塩基配列**）で書かれており、その中のごく一部（２％以下）にタンパク質をつくるための情報である**遺伝子**があります。ヒトには約２万個の

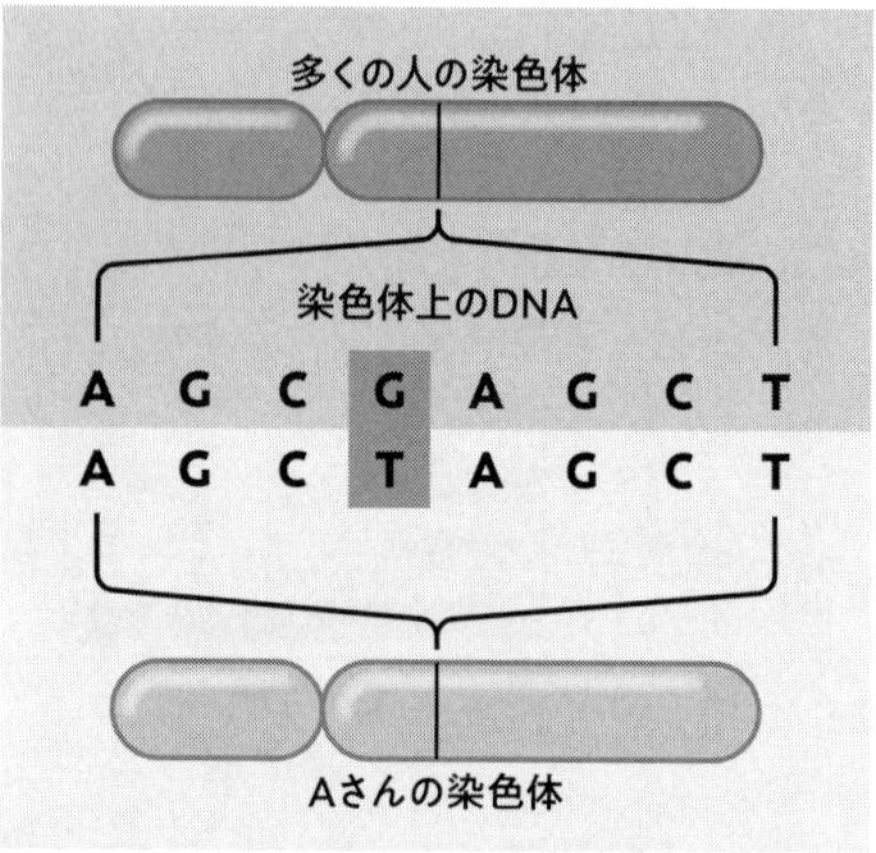

図2-2　一塩基多型（SNP）とは
ある領域の塩基配列について、Aさんは他の多くの人と比べて1ヵ所だけ塩基の種類が異なる変異がある。このような1塩基の変異が1％以上の高い頻度で見られる場合、「SNP（一塩基多型）」と呼ぶ

遺伝子があり、ゲノムの中に遺伝子が点在しています。

ヒトの個人ごとの塩基配列を比較すると、99％は同じで、残りの1％に個人による違いがあります。[2-1] 1％の塩基配列が個人ごとに違うことで、つくられるタンパク質の量や機能など、タンパク質のでき方に個人差が生まれます。それが一人一人の身体的特徴や性格や能力、そして病気のなりやすさなどの体質をつくり出しています。精神疾患の発症に関わる遺伝要因も、個人ごとの塩基配列の違いに潜んでいるはずです。

ある領域の塩基配列が多くの人と異なる**ゲノム変異（ゲノムバリアント）**は、頻度の高いありふれたものから稀《まれ》なものまでであります。たとえば、図２－２のように１ヵ所の塩基の種類だけが異なる変異があり、集団の中で１％以上の高い頻度で見られる１塩基の変異は**ＳＮＰ（スニップ／一塩基多型）**と呼ばれます。ヒトゲノムにはＳＮＰが見られる箇所が１０００万以上あり、誰もが数多くのＳＮＰを持っています。

ヒトゲノム計画により、30億の塩基配列がほぼ解読されたのは２００３年です。[2-2] そのころから、ある疾患の患者と健常者の集団を対象に、ゲノム全域で多数のＳＮＰを比較する「ゲノムワイド関連解析（ＧＷＡＳ）」が行われています。健常者集団に比べて患者集団で頻度の高いＳＮＰは、発症に影響している可能性があります。

しかし精神疾患を含む多くの疾患では、一つ一つのＳＮＰは、せいぜい１・２倍ほど発症リスクが高まるといった影響度の小さいものしか発見されていません。精神疾患の発症メカニズムの解明を難しくさせている大きな理由の一つが、発症に強く影響するゲノム変異があまり見つかっていなかったことにありました。

発症に強く影響するゲノム変異を見つける方法

私は精神疾患の発症に強い影響を与えるゲノム変異を探すために、**ゲノムコピー数変異（ＣＮＶ）**に注目した研究を10年近く続けています。

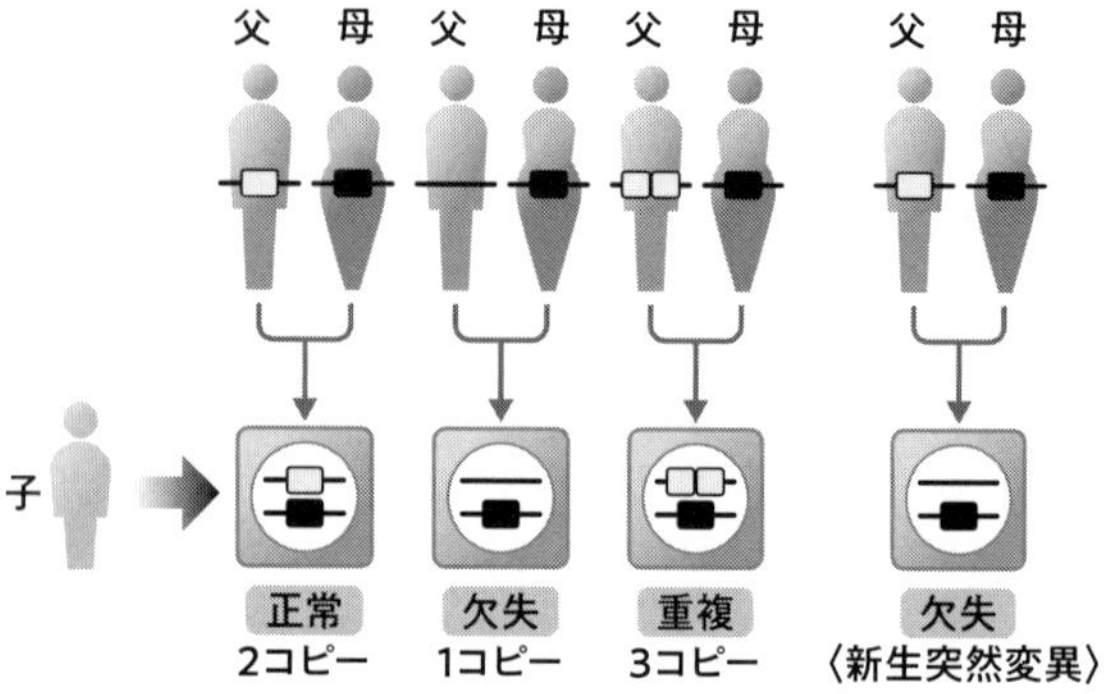

図2-3　ゲノムコピー数変異（CNV）とは
ゲノムの中の50塩基以上にわたる領域が、通常は2コピーのところ、1コピー以下になったり（これを「欠失」という）、3コピー以上になったり（これを「重複」という）する変化のこと

ヒトゲノムにおけるCNVの全体像が最初に報告されたのは2004年のことです[2-3]。まず、CNVがどんな変異なのかを紹介しましょう。ヒトは父と母からそれぞれ1セットずつ受け継いだ2セットのゲノムを持っています。ゲノムの中の50塩基以上にわたる領域が、3コピー以上に**重複**していたり、1コピー以下に**欠失**したりするのがCNVです（図2－3）。

3コピーに重複した場合、その領域に含まれる遺伝子があるタンパク質をつくる指令を出しているなら、その量が通常の2コピーの1・5倍に増え、逆に1コピーに欠失した場合には、半減する可能性があります。細胞にとって重要なタン

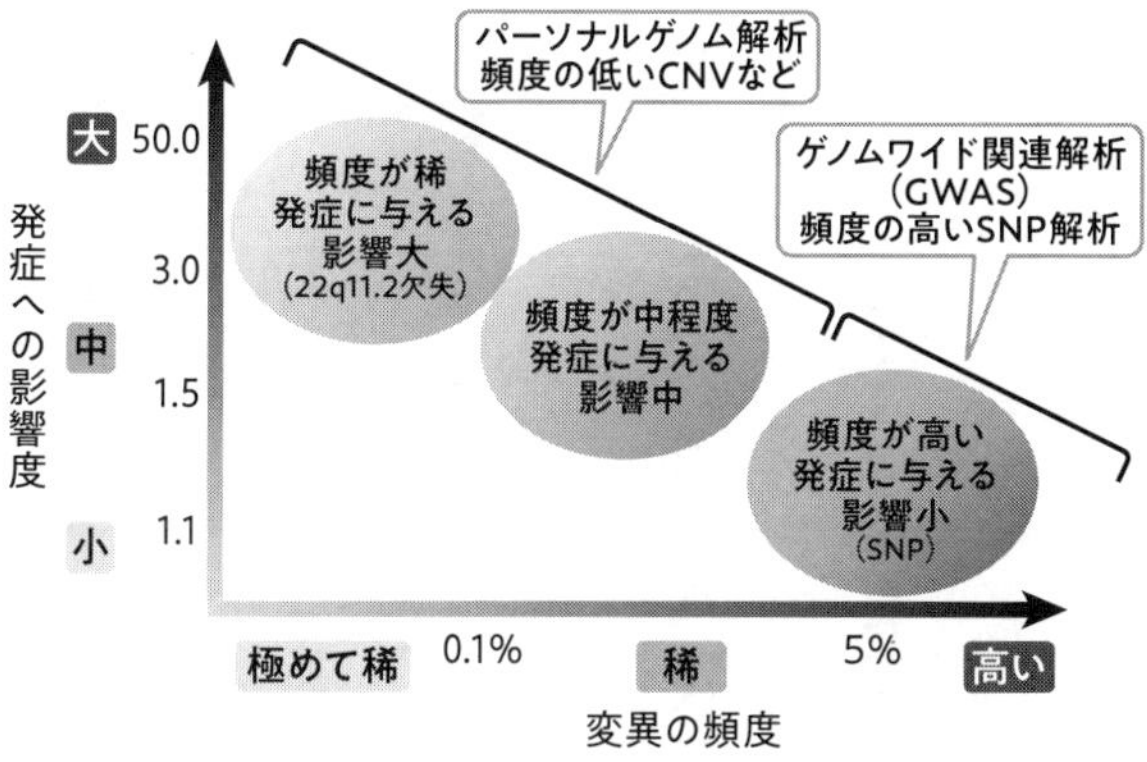

図 2-4　ゲノム変異の頻度と精神疾患発症への影響度の関係
高い頻度で見つかるゲノム変異（SNP）は発症への影響度が小さいものが多く、稀に見つかる CNV は発症への影響度が大きいという傾向がある
＊ Manolio T. A. et al., *Nature,* 2009 をもとに作成

パク質の場合、タンパク質の量が増えても減っても、細胞の形態や機能が変化して、疾患を引き起こす要因となる恐れがあります。

　CNVの多くは両親の一方から引き継ぎます。たとえば父ゲノムの特定領域のDNAが欠けていれば、子どもは母から伝わった1コピーしか持たない欠失に、父ゲノムの特定領域が2コピーあれば、母の1コピーと合わせて3コピーの重複となります。

　ただし、子どもにだけにCNVが見られるケースもあります。なぜそのようなことが起こるのでしょうか？　親の体の中で精子あるいは卵子ができるときにゲノムの特定領域が失われるエラーが起きれば、子どもは母からの1コピーだけとなります。父と母には欠失がなく、子どもにだけ見られる**新生突然変異（デノボ変異）**による欠失です（図２－３）。

新生突然変異のＣＮＶは、両親と患者さん本人のゲノムを調べることで分かります。両親が発症していなくて、患者さんだけが持つＣＮＶがあれば、それは発症に関わっている可能性が高いと考えられます。また、健常者集団と患者集団のゲノムを比較して、患者集団で頻度が高いＣＮＶを探すことで、発症に関わるものを見つけ出す方法もあります。

それらの研究を私たちを含む世界のグループが進めていて、２０１０年代に、統合失調症や自閉スペクトラム症の発症リスクが10倍以上となる、影響度が大きいＣＮＶが見つかり始めました[2-4]。それらのＣＮＶは、１０００～10万人に1人といったとても稀な変異です。

精神疾患の発症への影響度が大きいものは稀な変異から見つかり、頻度の高いありふれた変異からは影響度が小さいものしか見つからない傾向です（図２－４）。

シナプスではたらく遺伝子が発症のカギ？

発症への影響度が大きいゲノム変異が見つかり始めたことで、そこから発症メカニズムを推定することができるようになりました。たとえば統合失調症や自閉スペクトラム症の発症に大きく影響するＣＮＶに含まれる遺伝子が脳のどこではたらいているか場所を調べると、神経細胞同士のつなぎ目であるシナプスに関連したものが多いことが分かりました。[2-5] シナプスを介して神経細胞同士が情報のやりとりをしています。シナプスでの情報伝達の効率は変化することが知られ、学習や記憶に深く関連しています。

シナプスといっても、情報を伝える側のシナプス前細胞と、受け手のシナプス後細胞があります。ＣＮＶに含まれる遺伝子がシナプスのどこではたらいているのか私たちが詳しく調べたところ、シナプス前細胞とシナプス後細胞の両方であることが分かりました。したがってシナプスにおける情報を伝える側と受け手側の両方が、統合失調症と自閉スペクトラム症のメカニズムに関与すると考えられます。

これまでのさまざまな研究からも、統合失調症や自閉スペクトラム症はシナプスの機能障害に原因があるという仮説がありました。しかし、患者さんの脳の中ではたらくシナプスを観察することは不可能なので、仮説を検証することが困難でした。シナプスで機能している遺伝子に発症に関わる遺伝子変異が多いことは、シナプス仮説の有力な裏付けです。

それぞれの遺伝子が、脳の発達段階のどの時期に、どの脳領域ではたらいているかというデータベースがつくられています。そのようなデータベースとＣＮＶのデータを組み合わせることにより、ＣＮＶが影響を与える脳の発達段階や脳部位についても推定できるようになるかもしれません。

ゲノム変異を手掛かりに病因を解明する

仮説は、実験で検証する必要があります。21世紀に入り、あらゆる種類の細胞に分化させることができるiPS細胞や、ゲノムを自在に書き換えられるゲノム編集という技術が開発されたことで、患者さんの持つゲノム変異の影響を、ヒト細胞レベルや動物個体レベルで調べる実験が可能になりました。

精神疾患の患者さんから提供された血液の細胞からiPS細胞を作製し、神経細胞に分化させて形態や機能の変化を調べる実験が行われています（コラム4参照）。また、ゲノム編集により精神疾患の患者さんと同様のゲノム変異をマウスに導入して、神経細胞、脳の活動、行動の変化を調べる実験が行われます。

私たちの研究グループでは、日本の統合失調症の患者さん約3000名のゲノム解析を行い、7名のARHGAP10という遺伝子から稀なCNVを見つけ、発症リスクであることを見い出しました。2-6

そのうちの1名の患者さんでは、ARHGAP10遺伝子2コピーのうち一方をCNVで欠失しており、もう一方では1塩基がほかの塩基に置き換わる変異が起きていました。後者の変異により、タンパク質をつくるアミノ酸の種類が1ヵ所異なります（**ミスセンス変異**）。タンパク質は、20種類のアミノ酸が遺伝子の情報に従って順番に並んだものが折り畳まれてできます。患者

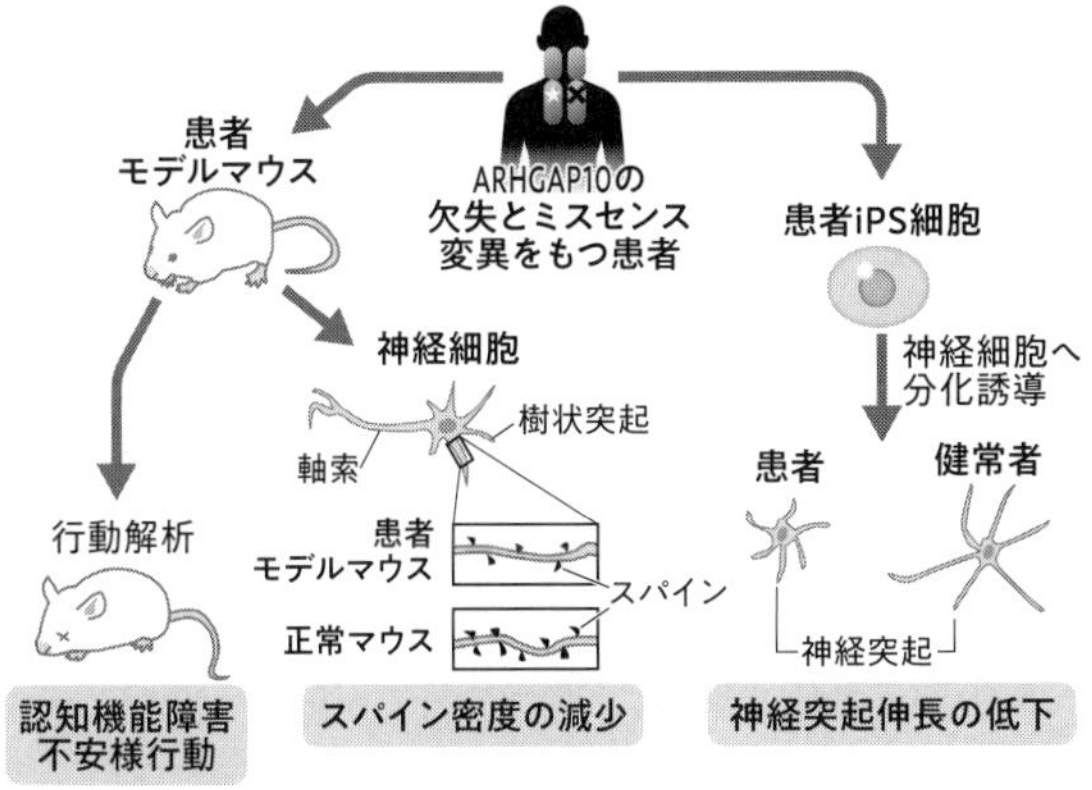

図 2-5　ARHGAP10 変異で確認できた症状
ARHGAP10 遺伝子を含む領域の CNV のモデルマウスを解析したところ、神経細胞で情報を受け取るスパインの密度が低下していたり、神経突起が短くなっていた。モデルマウスでは不安を示す行動も見られた

さんで見つかったミスセンス変異により、ARHGAP10タンパク質の機能が低下することを確認しました。

その患者さんの細胞からiPS細胞をつくり神経細胞に分化させたところ、情報を伝えたり受け取ったりするための突起（後に軸索や樹状突起になる）が短いことが分かりました。突起の伸長が低下していたのです。さらに患者さんと同様のゲノム変異を導入したマウスでも、神経細胞の突起が短く、**スパイン**（興奮性の刺激を受け取るシナプス後細胞の突起様構造物）の密度が低下していました。行動解析を行うと、認知機能の障害や不安が高いことを示す不安様行動が見られます（図2－5）。

ARHGAP10の変異により、なぜそのような変化が起きるのでしょうか。細胞内では、さまざまな分子が信号を受け渡して、酵素などの分子の量や活性が変化し、細胞の機能や形態が変化します。ARHGAP10は、そのような細胞内の信号伝達に関わり、Ｒｈｏキナーゼという酵素の活性を調整しています。しかし、ARHGAP10の変異により、Ｒｈｏキナーゼが異常に活性化し、それが神経細胞の突起の伸長を低下させると考えられます。

私たちは、患者さん由来のｉＰＳ細胞から分化させた神経細胞に、Ｒｈｏキナーゼの阻害剤を作用させました。すると、神経細胞の突起が伸張して正常な長さまで回復しました。

さらに患者さんと同様のゲノム変異を導入したマウスにＲｈｏキナーゼ阻害剤を作用させたところ、スパイン密度や認知機能障害の改善が見られました[2-7]。

統合失調症で現れる幻覚などの症状は、神経伝達物質であるドーパミンのはたらきを抑える抗精神病薬で治療されます。しかしARHGAP10変異を持つ患者さんには、既存の抗精神病薬では十分な効果が見られないという特徴があります。Ｒｈｏキナーゼ阻害剤は、既存薬が効きにくい多くの患者さんの症状を改善する薬になるかもしれません。

統合失調症の患者さんのうち、ARHGAP10のＣＮＶを持つ人の割合はごくわずかですが、他の遺伝子変異でもＲｈｏキナーゼの異常な活性化が起こることが報告されています。したがって、ARHGAP10変異に対応した薬は、多くの統合失調症の患者さんに効果を発揮する可能性があります。頻度は稀でも影響度の大きな変異の研究から、その発症メカニズムが分かってくれば、多くの患者さんに共通する精神疾患の発症メカニズムの解明や治療薬の開発につながることがあるからです。

すでに、糖尿病や高コレステロール血症、骨粗鬆症《しょう》などの体の疾患では、頻度が稀なゲノム変異の発見が創薬につながり、多くの患者さんの症状を改善している実例があります。統合失調症でも、ARHGAP10変異以外の要因でＲｈｏキナーゼが活性化している患者さんが多数いる可能性があります。それらの患者さんにはＲｈｏキナーゼ阻害剤が効果を発揮するでしょう。

がん細胞は、遺伝子変異が起きることで無限に増殖を繰り返します。しかし、たとえば同じ肺がんでも、患者さんごとにがん細胞で変異が起きている遺伝子の種類は異なります。そこで、それぞれの変異に対応した薬の開発が進められています。現在のがん治療では、がん組織を採取して遺伝子変異のタイプを調べる「がん遺伝子パネル検査」によって、その変異に適した薬を選択して投与する治療が開始されています。

精神疾患でもそのような個人ごとの変異に適した治療を実現したいのです。ARHGAP10の研究は、そのための第一歩になると考え、研究を進めています。

診断名は同じでも発症メカニズムが違う可能性

精神疾患では、同じ診断名でも患者さんごとに発症に強く関わるゲノム変異が異なっています。その背景として、精神疾患は脳の疾患であり、体のほかの臓器に比べて脳はとくに複雑で、脳の形成や機能維持に重要な遺伝子が多数あります。そのうちのどれかに変異が起きると、精神疾患のリスクが高まってしまうのです。

現在の精神疾患の診断は、患者さんから聞きとった精神症状に基づいており、発症メカニズムによって疾患の種類を区別しているわけではありません。異なるゲノム変異による発症メカニズムで起きている疾患でも、幻覚などの症状がそろえば、統合失調症と診断されているのです。

それが精神疾患の発症メカニズムの解明や治療を難しくさせている原因の一つになっています。異なるゲノム変異によって似た症状が発症する場合、本来は異なるメカニズムの病気のはずなのに同じ病名がついている可能性があるので、先ほど紹介したようなゲノム変異ごとに適した治療が望まれます。

また、同じゲノム変異でも、人によって現れてくる症状が異なり、違う診断名になることも知られています。表2－1に示したように、統合失調症の発症に強く関わるCNVが、自閉スペクトラム症や注意欠如・多動症（ＡＤＨＤ）、知的能力障害といったほかの精神疾患にも関連する

CNV領域	患者/健常者での頻度(%)	オッズ比	関連する他の疾患
1q21.1 欠失	0.17/0.021	8.4	ASD(自閉スペクトラム症)、知的能力障害、発達遅延、てんかん
1q21.1 重複	0.13/0.037	3.5	ASD、ADHD(注意欠如・多動症)、知的能力障害、てんかん
NRXN1 欠失	0.18/0.020	9.0	ASD、ADHD、知的能力障害、発達遅延、てんかん
3q29 欠失	0.082/0.0014	57.7	ASD、知的能力障害、てんかん
7q11.23 重複	0.066/0.0058	11.4	ASD、ADHD、知的能力障害、てんかん、発達遅延
15q11.2 欠失	0.59/0.28	2.2	ASD、知的能力障害
15q11-q13 重複	0.083/0.0063	13.2	ASD、ADHD、知的能力障害、発達遅延、てんかん
15q13.3 欠失	0.14/0.019	7.5	ASD、知的能力障害、双極性障害、てんかん
16p13.11 重複	0.31/0.13	2.3	ASD、知的能力障害、てんかん
16p11.2 重複	0.35/0.030	11.5	ASD、ADHD、知的能力障害、双極性障害、てんかん
22q11.2 欠失	0.29/0.00	28.2〜∞	ASD、ADHD、知的能力障害、てんかん、双極性障害

表 2-1　同じゲノム変異でも人によって現れる症状が異なる
統合失調症の発症に強く関わるCNV。オッズ比の数値が大きいほど発症リスクが高い。これらのCNVは統合失調症以外の精神疾患とも関連することが分かってきた　＊ Rees E. et al., *Br J Psychiatry.*, 2014 をもとに作成

ことが分かってきました。

統合失調症の発症リスクが数十倍以上になる22q11.2欠失（染色体上の22q11.2という領域が欠失している）というCNVを持つ人たちを調べた研究によると、年齢によって頻度の高い精神疾患が異なります（図２－６）。子どものころは自閉スペクトラム症、注意欠如・多動症、不安症の有病率が高く、思春期以降では統合失調症や気分障害の有病率が高くなります。とくに統合失調症と自閉スペクトラム症は、発症に強く影響

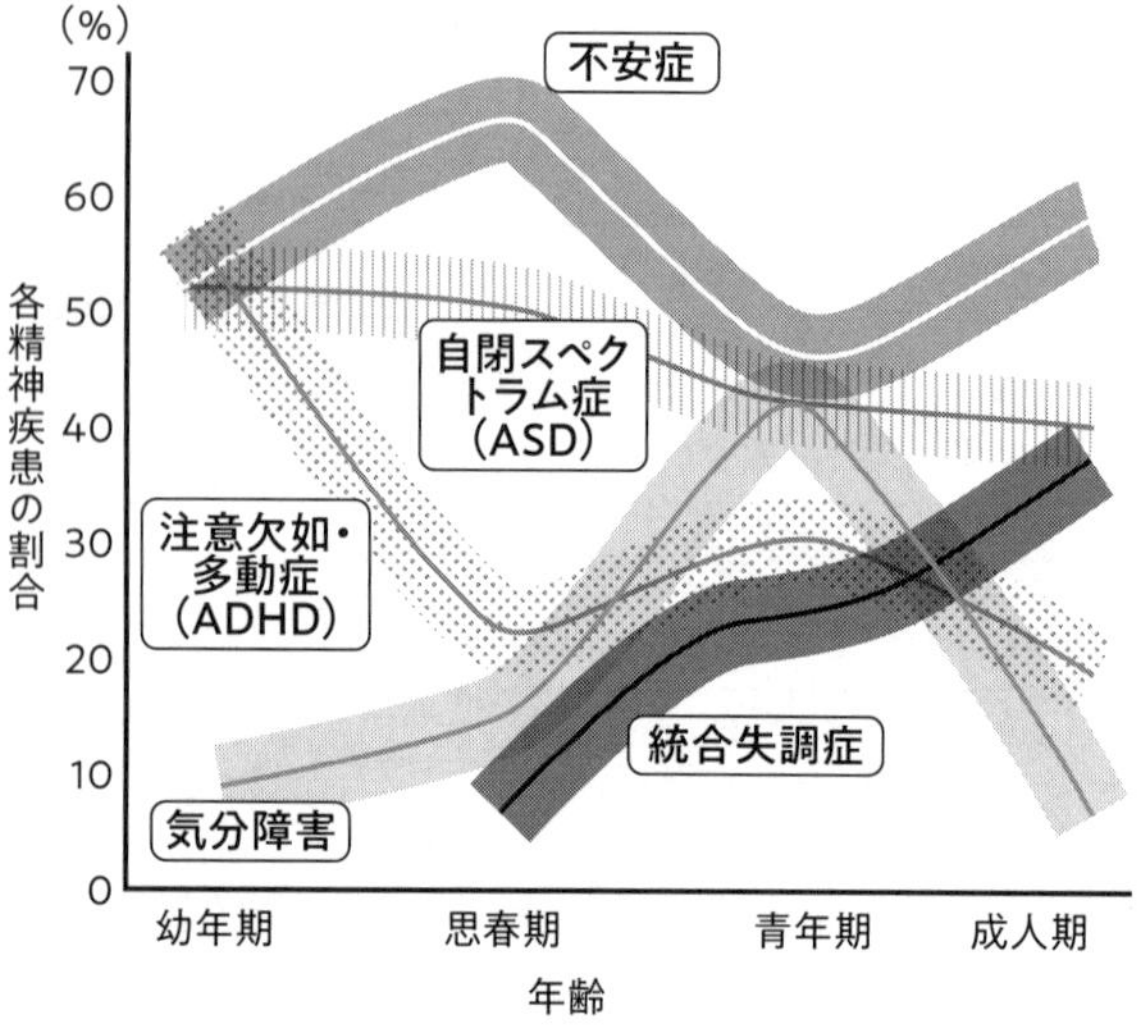

図 2-6　同じゲノム変異でも、年齢により多様な症状が出る

22q11.2 欠失という CNV を持つ人たちを調べた研究結果。子どもの頃は自閉スペクトラム症や ADHD が多く、思春期以降になると統合失調症や気分障害が増える　＊ Jonas R. K. et al., *Biol Psychiatry*. 2014 をもとに作成

する変異が重なっており、発症に共通のメカニズムがはたらいている可能性があります[2-5]。

　同じゲノム変異を持っていても、ある人は統合失調症に、別の人は自閉スペクトラム症に、と異なる症状の精神疾患を発症するのは、それ以外の遺伝要因が影響している可能性があります。たとえば22q11.2欠失を持っていて統合失調症を発症した人は、統合失調症のリスクに関連したSNPをより多く持っているかもしれません。あるいは

22q11.2欠失とは別の稀な変異の影響もあるかもしれません。この点を明らかにするため、さらに詳しくゲノムを調べる必要があります。

強い遺伝要因を持っていても発症するとは限らない

統合失調症のように遺伝要因が強い疾患でも、それだけで発症するとは限りません。数十倍以上の大きな発症リスクとなる22q11.2欠失を持つ人でも、統合失調症を発症するのは３割だけで、残りの７割の人は発症しません。発症には22q11.2欠失以外の遺伝要因とともに、環境要因が関わっている可能性があります。たとえば精神疾患の発症に大きく影響するゲノム変異を持つ人は、そのゲノム変異の影響により発症前から認知機能障害や、人と関わる社会機能の低下が見られることが多く、社会の中でいじめられたり孤立したりしてしまうことがあります。そのような心理的ストレスが、発症の引き金となる可能性もあるのです（第４章参照）。

遺伝学的検査を行って、精神疾患発症に大きく影響する遺伝子変異があることが分かったとしても、現時点では、遺伝子治療などで発症を防ぐことは難しいでしょう。ヒトの脳ではたらく特定の遺伝子を正確に改変することは今の技術では困難だからです。また、精神疾患に強く関わるゲノム変異は母親のおなかの中での脳発達の不具合を引き起こしてそれが発症の下地となる可能性もあり、誕生後に遺伝子治療を行ったとしても精神疾患の発症を予防する効果が十分でないかもしれません。一方で、ゲノム情報によって早期診断や早期治療につながる可能性があり、それによって患者さんの予後が改善するかもしれません。

ゲノム全域にわたる多数のSNPを調べるGWASや、頻度の低いCNVを調べる研究が可能になった背景には、マイクロアレイというゲノム解析技術の進展があります。しかし、この方法は、30億の全塩基配列を調べているわけではありません。現在でも、遺伝要因が強い統合失調症、自閉スペクトラム症で、発症に強く影響する変異が見つかるのは患者のごく一部です。ゲノム解析技術のさらなる進展を背景に、ゲノムの塩基配列をすべて解読する**全ゲノムシーケンス**が始まっています。この方法により、今までは見逃されていたリスク変異が見つかると期待されています。

本書の各章で紹介されているように、ゲノム研究から得られた知見を基盤にして、さまざまな視点から精神疾患の発症メカニズムを解明し、予防や診断・治療につなげていく研究が進んでいます。

コラム１　ビッグデータ解析から精神疾患に迫る

精神疾患の病態を解明する研究は徐々にエビデンスが積み重ねられていますが、未だ解明されたとは言えません。その最も大きな原因は、精神疾患の診断そのものが生物学的に規定されたものではなく、症状と経過によって規定されたものだからと考えられています。つまり、症状と経過は同じに見えても、その「病気に至る生物学的なプロセス＝病態」としては異なるものが集まっているのです。

一般化するために結果の再現性が重視される臨床研究において、病態を同定することは難しいことです。複数の病態（「異種性」という）があるため、少数例の研究では認められた病態が、他の研究では再現されないということがよく起こってしまいます。よって精神科領域では、数千から数万という数の患者と健常者のデータを比較する研究を行うことでこの問題を克服し、ゲノム研究や画像研究において「再現される病態」を見出してきました。

一方で、こうした研究から再現される病態は、患者と健常者との違いが非常に小さく、患者さんに特有の病態を検出するのが困難だという問題があります。研究におけるこうした限界を超える可能性を持つ方法論として、**ビッグデータ解析**があります。

ゲノムや脳画像などの大量のデータをもとに、現在の精神疾患の分類や特定の仮説にとらわれず、データに基づいて精神疾患を再分類する研究手法（これを**データ駆動型解析**という）が、注目を浴びているのです。

こうした従来の診断法にとらわれない精神疾患の生物学的な分類のことを**バイオタイプ**[①-1]といいます。バイオタイプは患者の測定データに基づいていて、ある治療によって患者さんがよくなるかどうか、つまり治療反応性との関連を検討し、最終的に新たな診断基準の構築につながることを意図しています。大量のデータを測定できる技術や、これらのビッグデータを解析する機械学習などの技術の発展により、「病態は不明でもまずは分類する」というデータ駆動型解析がなされるようになってきています。

とはいっても、精神疾患の分類はただ分ければよいものではなく、「診断すること＝治療の指針となること」のために行う必要があります。バイオタイプを考える上でも、精神疾患研究の根本的な目的である「患者さんのよりよい治療のため」ということを踏まえなければなりません。

精神疾患におけるバイオタイプには、バイオタイプⅠとバイオタイプⅡの2種類がありま す。バイオタイプⅠは、「症状と経過に基づく現在の診断の枠の中」で生物学的にさらに細かく分類を行い、それぞれに合った治療法を見つけていくものです。バイオタイプⅡは、「症状と経過による現在の診断をまったく考慮しない」で生物学的に再分類を行います。その際に、異なる疾患でも治療反応性をまとめて調べられる共通の評価基準を作成する必要があります。この共通の評価基準を用いた治療反応性に基づく患者集団を見つけることを目指します。

バイオタイプⅠの例としては、治療抵抗性統合失調症や統合失調症の認知機能障害における治療などが挙げられます。治療抵抗性統合失調症は複数の抗精神病薬の治療反応性不良によって定義づけられ、認知機能障害は病気になってからの認知機能の低下によって定義づけられ、どちらもガイドラインで推奨される治療法が示されています。抗精神病薬が効かない治療抵抗性統合失調症や、統合失調症になってから認知機能が低下する症状に対して、現在、ゲノムや画像などのビッグデータ解析を行うことによって、新たなバイオタイプを同定する研究が活発に進められているのです。

バイオタイプⅡの例はまだ存在しませんが、候補としては精神疾患における認知機能障害が挙げられます。認知機能障害は、先ほど挙げた統合失調症ではよく知られていますが、双極性障害やうつ病においても軽い障害が認められます。これらの精神疾患の中で、認知機能障害のある患者のみをバイオタイプとして定義することが可能です。

こうしたバイオタイプの候補は、現在は仮説に基づいて進められていますが、豊富な臨床情報に基づくビッグデータが集まってくれば、仮説なしにデータ駆動型解析でバイオタイプを同定できるようになっていくでしょう。認知ゲノム共同研究機構「COCORO」[①-2]や、双極性障害の関連遺伝子を同定するための多施設共同研究体制「advanced COSMO」のような多数のデータを保有しているコンソーシアムが果たす役割は大きいと考えられます。

橋本亮太● 国立精神・神経医療研究センター 精神保健研究所 精神疾患病態研究部 部長

第３章 脳回路と認知の仕組みから見た精神疾患

──脳の「配線障害」が病を引き起こす?

和歌山県立医科大学　薬学部　生体機能解析学研究室　教授●那波《なわ》宏之

脳の「配線の変化」が精神疾患の一因?

第1章でも紹介したように、脳の疾患には、神経変性疾患と精神疾患があります。記憶ができないなどの症状が出るアルツハイマー型認知症では、多数の神経細胞が細胞死を起こして脳の顕著な萎縮が見られます。それが**神経変性疾患**です。当然のことながら、脳内の情報処理を担う神経細胞が死んでしまうので、記憶や認知などいろいろな脳機能に障害が出てしまいます。

一方、脳にそうした顕著な萎縮、神経細胞死が見られないのが**精神疾患**だとされています。このような精神疾患の原因として、第1章で紹介したシナプスや神経細胞のはたらき方の変化のほかに、神経回路の配線の変化が考えられます。脳の領域間を結ぶ配線の数が少なかったり多すぎたり、間違った相手に配線されたりする変化です。そのような配線の異常があっても、脳に明らかな萎縮などの「見える病変」は認められないでしょう。このような理由から、細切れにスライスした脳組織を顕微鏡で観察している従来の病理学では、第1章でも触れたように「精神疾患＝病理学者の墓場」とたとえられることもあったのです。

本章では、脳の神経回路の「配線」の変化や認知の仕組みから、精神疾患の原因を考えてみましょう。

ヒトの脳では1000億個ともいわれる神経細胞が、軸索をほかの神経細胞に伸ばしてつながり合い、信号を流す神経回路をつくっています。脳には異なる機能を司る領域が最低でも1000ヵ所あると考えられています。それらの領域間を結ぶ配線のルートの数は、万の単位です。驚くべきことに脳内の配線は、すべて脳神経が発生、発達する間に自律的に構築されているのです。顔が一人一人異なるように、脳の神経回路の複雑な配線も微妙に一人ずつ異なっているはずです。なんらかの原因で配線が大きく変化する、もしくは配線相手を間違うと、精神疾患の症状が現れると考えられるのです。

たとえばコンピュータでも、配線の間違いから、同様の動作異常が想定できます。コンピュータの基盤を成す集積回路も、とても正確に再現性良く配線されています（図3-1上）。工場の

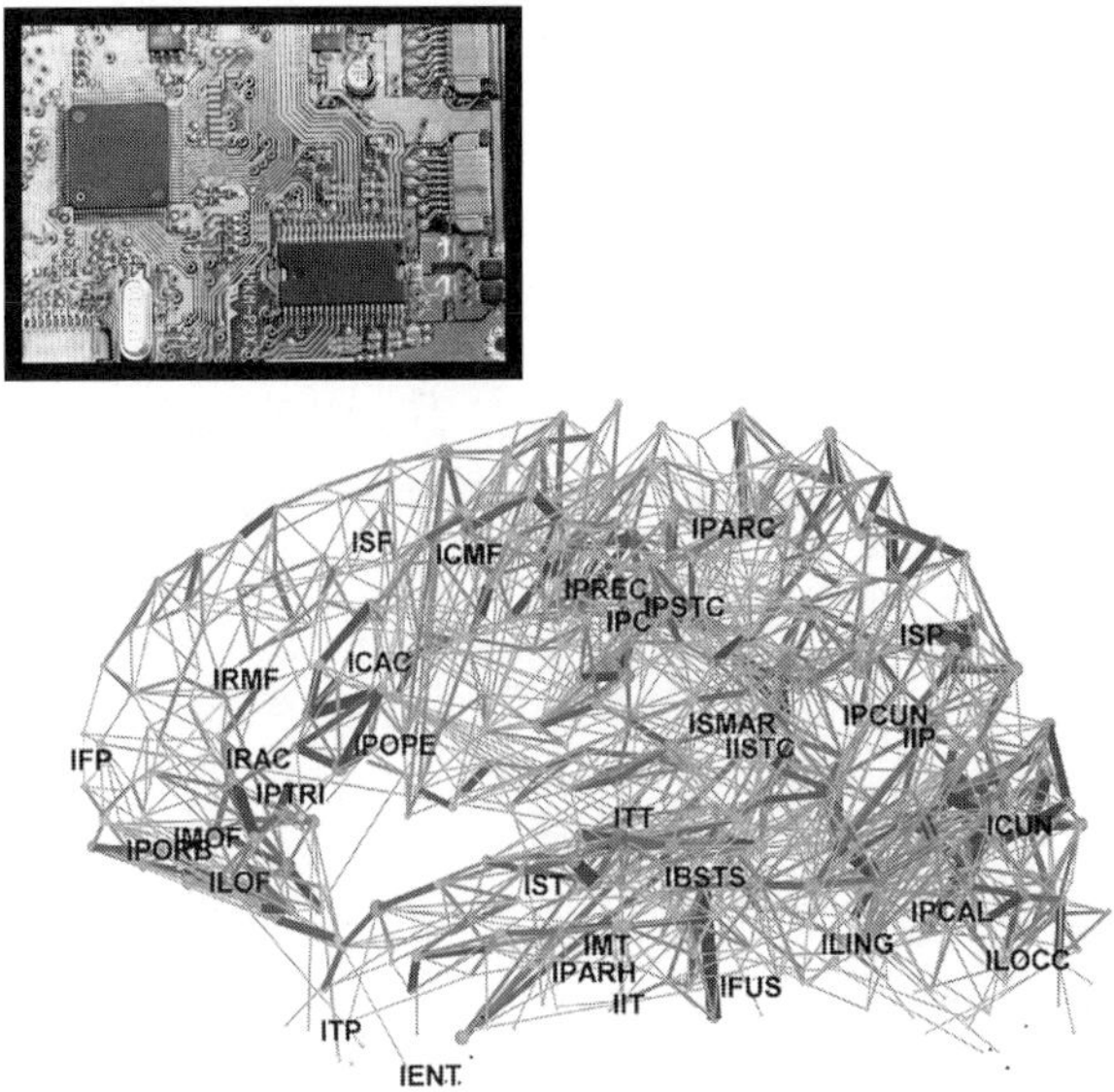

**図3-1　集積回路のイメージ（左上）と、
人の脳内の神経回路の配線地図**

図右下がコネクトームと呼ばれる配線地図。左側が前頭葉、右側が後頭葉。線が太いほど、神経の結合が強いということを示す　＊Hagmann P. et al., *PLoS Biol.*, 2008 より

工作機械のトラブルなどでこの集積回路が間違って配線されてしまうと、ある時にできあがったコンピュータは暴走したり、とんでもない回答を出したりすることになります。

しかし、この「配線の誤り」という仮説を検証する、もしくは探し出すことはとても難しいことです。コンピュータの集積回路も、何百万という配線を使ってとても複雑な電気

回路で構成されているからです。集積回路を電子顕微鏡で観察して、配線のされ方の違い、誤りによってコンピュータの機能がどう変わるかを調べることは容易でないでしょう。これが、精神疾患の原因を解明するのに時間がかかっている理由の一つです。

同様に、極めて複雑な脳の神経回路の配線を調べて、脳の機能を理解することはとても難しく、結果としてそのような研究は遅れていました。このような神経回路の配線地図を**コネクトーム**といいます（図3－1下）。コネクトーム研究こそが脳の仕組みを解明する上で不可欠だと認識され、2010年代から米国をはじめとしてコネクトームの大型研究プロジェクトが進められています。私は、コネクトーム研究などの知見を、統合失調症や自閉スペクトラム症などの原因解明につなげることを目指しています。

脳はどうやって機能しているのか　――ボトムアップ・トップダウン情報の統合説

精神疾患の原因解明が難しいもう一つの理由は、そもそも脳の認知の仕組みがよく分かっていないからです。神経回路の配線の変化によってどんな症状が現れるのかということも、脳の認知の仕組みに基づいて考える必要があります。痛みや恐怖がどのようにして生まれるのか、痛みを司る物質があるのか、それとも痛みの神経細胞があるのか、痛みの回路が存在するのかなどが分かっていないため、今やっとその研究のスタート地点に立った段階です。

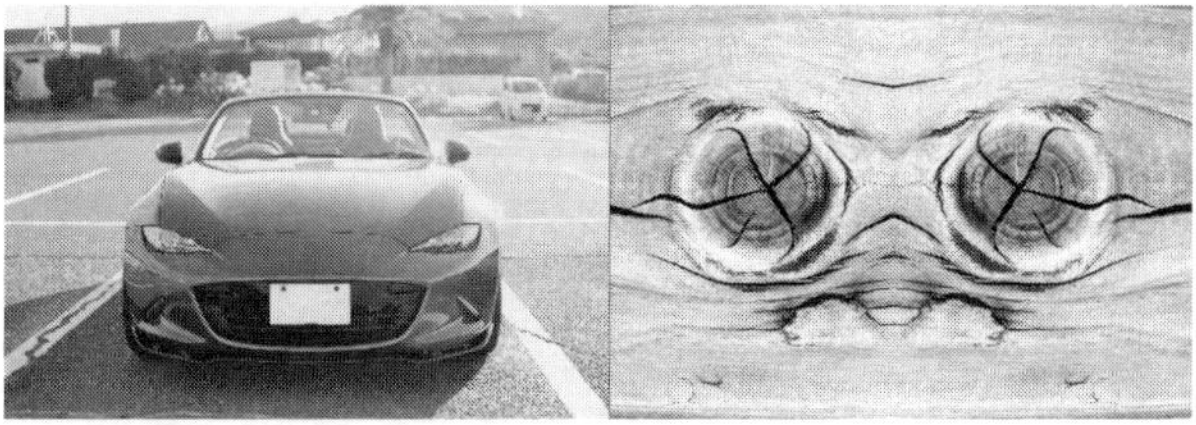

図3-2　顔に見える？
２つの目、口に相当する模様があると、車や木目も人の顔に見えてくる

脳が何かを認知するときの情報の流れには、ボトムアップとトップダウンの二つの方向があります。目や耳などの末梢感覚器官でとらえた情報が脳へ入力され処理される流れが、**ボトムアップ**です。前頭前野などの高次脳部位で経験や記憶によって見たものが何かを予測したり、「これを見たい」といった関心を向けたり、手足に運動の指令を出したりする情報の流れが、**トップダウン**です。

脳が何かを認知する過程では、ボトムアップとトップダウンの情報を統合するという説が注目されています。五感から同じボトムアップ情報が脳に届いても、トップダウン情報によって認識の内容が変わってしまいます。いくつか例を挙げてみましょう。

まず、脇の下をくすぐる例です。脇の下を他人が触った場合はくすぐったく感じ、自分がくすぐった場合にはくすぐったくありませんね。自分の場合には、手を動かす運動指令のトップダウン情報によって、体性感覚野における活動、つまり触覚のボトムアップ情報が抑えられるからだと考えられます。もし触覚情報を処理する体性感覚野と手を動かす運動指令を出す運動野を結ぶ脳内配線が切れていたら、自分で脇の下を触ってもくすぐったく感じるでしょう。

物を手でつかむ場合にも、手を動かす運動指令のトップダウン情報と、物をつかんだ触覚のボトムアップ情報を統合することで、つかんだ物の形や硬さを正しく認識することができます。両方の情報を統合しないと、卵をつかもうとしたとき、強く握りすぎて割ってしまうでしょう。

神経回路の配線が正常でも、トップダウンの予測の間違いが原因で、さまざまな認知のエラーが起きます。錯視がその例です。図3－2のように、さまざまな模様や物体を顔に見間違えてしまうことがありますね。それは、人の顔を識別して表情を読み取ることは、生きていく上で大変に重要なので、脳にある記憶の中で顔に関する情報量が最も多く、関心が強いためです。「これは顔だろう」という間違った予測が生成されやすく、そのトップダウン情報がボトムアップ情報と統合されて、単なる模様も顔に見えてしまうのでしょう。これは、ある種、ヒトが生きていく上で重要な認知機能ですが、もし、なんでもヒトの顔に見えると怖くて外を歩けないのではないでしょうか。

幻覚や幻視が起こる仕組み　――情報統合のバランスが崩れるのが原因か

錯視だけでなく、実際には存在しない感覚が現れる幻覚も、トップダウン情報とボトムアップ情報のバランス異常、もしくはトップダウン過剰（予測亢進）によって理解できます[3-1]。

人が刃物で刺される（実際には刺されていない）手品を見たときに、思わず痛みを感じてしまうことがありますよね。手品だから安全だと分かっていても、過去の記憶や経験から「痛いはずだ」といったトップダウンの間違った予測が生成されます。それが実際の触覚を処理する体性感覚野を刺激することにより、幻の痛みを感じるのだと考えられます。

健康な人でも、見えないものが見えてしまう幻視を体験する場合があります。宇宙船や潜水艦などの閉鎖環境で精神状態をどれくらい正常に保つことができるかを調べるために、感覚刺激つまりボトムアップ情報を遮断する感覚遮断実験が、かつてヒトを対象に盛んに行われました。真っ暗な防音室で触覚刺激もない中で4～5日間過ごすと、被験者の半分くらいが幻視を体験するという報告があります。

感覚情報が遮断されると、トップダウンとボトムアップのバランスが崩れて、目からの感覚入力がないのに、視覚認識を司る視覚野が予測トップダウン情報だけで勝手に活性化して、見えないものが見えてしまうのでしょう。

皆さんは、真っ暗な墓場での「肝試し」にチャレンジしたことはないでしょうか。怖い、怖いと思ってしまうと、居るはずのない「オバケ」が強いトップダウン情報（予測）として、脳の視

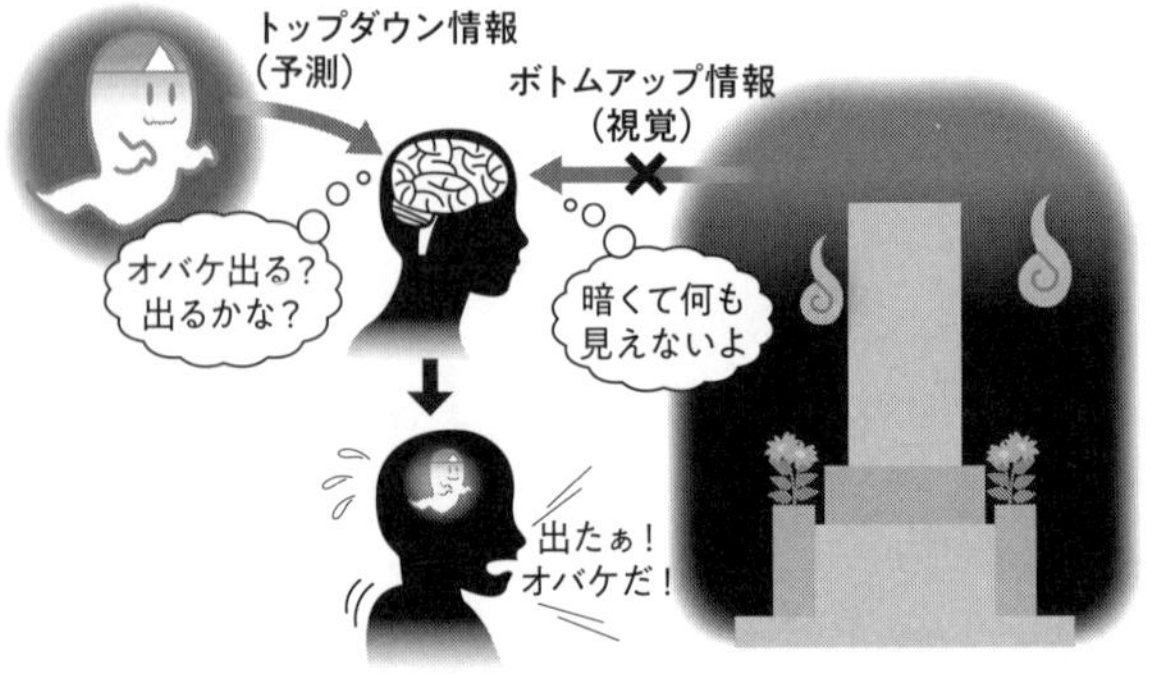

図3-3　肝試しでオバケが見える仕組み
真っ暗な場所では、目からの視覚情報（ボトムアップ情報）は脳に届いていないが、恐怖から、脳全体の活動が上がって「自分の想像するオバケ」という予測（トップダウン情報）を思い浮かべると、実際にそのオバケを見たような錯覚に陥る

覚野領域を活性化し現実に見えてしまうのです（図3－3）。

脳という構造物は、コンピュータのように受動的で、何かの入力信号を待って動作する組織ではありません。脳のさまざまな領域は自発的に活動しています。心臓が自発的に拍動するように、脳の神経細胞も自律的に活動しています。通常は勝手な活動をしないようにボトムアップ情報で統制をかけていると考えられます。ボトムアップ情報が遮断されるとトップダウンが暴走して統制が弱まり、視覚野が勝手に活動して幻視が現れるのかもしれません。睡眠中も外部からボトムアップの感覚が遮断されます。その意味では、夢も感覚遮断による幻視の一種だと言えるかもしれません。

幻聴があるとき、脳では何が起きているのか

多くの統合失調症の患者さんでは幻聴の症状が現れるのですが、話し言葉の聴覚認識はとくにトップダウン情報の影響が強いと考えられます。視覚に比べて聴覚は情報量がとても少ないため、今までの経験や記憶によって予測し、そのトップダウン情報でボトムアップの少ない情報量を補って認識する必要があるからです。多くの人が話している中や、電車の騒音でうるさい中などでもなんとか話し相手の会話が聞き取れますよね。これも聞き手側が話の内容をある程度、予測できるからだと言われています。

たとえば、英語の歌のフレーズが日本語のように聞こえる場合があります。いったん日本語だとトップダウン情報が間違って予測すると、英語のフレーズが日本語としか聞き取れなくなってしまいます。この現象は、タモリさんが出演するテレビ番組のコーナー（「空耳アワー」）で盛んに取り上げられた話題です。

統合失調症の患者さんが幻聴を聞いているときの脳活動を調べると、聴覚情報を認識する聴覚野が活動しています。それは、実際に人の声を聞いたときの聴覚野の活動と区別できません。患者さんには、本当に誰かの声が「聞こえて」いるのです。それも、トップダウン情報が暴走することによるもので、その原因の一つに神経回路の配線の変化があると私は考えています。

前頭葉にはたらくドーパミンの機能を遮断する薬が統合失調症の患者さんに使われており、幻聴などの症状に効果があります。トップダウン情報は、主に予測などを行う前頭葉などの連合野で生み出されます。ドーパミン遮断の薬は、前頭葉の活動を抑えることでトップダウン情報が聴覚野を刺激・支配することを抑え、幻聴を治めるのだと考えられます。

ヒトの症状を動物に〝翻訳〟して仮説を検証する

統合失調症の原因として数多くの仮説が提唱されてきました。ここで紹介したボトムアップとトップダウンのバランスの崩れや、神経回路の配線の変化も仮説の一つです。患者さんの脳の構造や活動をＭＲＩなどで観察することはできますが、神経回路の配線を高解像度で観察したり操作したりする実験は不可能です。仮説を検証し治療薬を開発するには、マウスやラット、サルなどの動物を使ったモデル実験がどうしても必要です。

しかし、そもそも動物で精神疾患の原因解明ができるのか、という問題があります。体の疾患は、血糖値のような客観的な指標による生物学的な定義に基づいて診断されます。しかし精神疾患では、患者さんの話を聞いて、「気分が落ち込む」「自殺したい気持ちになる」といった心理学的な基準によって診断を下しています。動物は言葉をしゃべれないので、心理学的な基準では動物が精神疾患かどうかは診断できません。精神疾患を動物でモデル化する場合の最大の問題点だと言われています。

ヒトと動物では脳の大きさや構造が異なるので、動物で精神疾患の研究を行うのは難しいという意見もあるでしょう。しかし、ヒトよりも格段に小さな脳しか持たないマウスやラットでも、高度な認識能力や感情、意志を持っていることが分かります。ヒトと動物の心や精神の違いは質的に違う部分がありますが、量的な差異で説明できる部分もあり、動物実験により精神疾患の原因仮説を検証することは可能だと私は考えています。

イヌやネコを飼っている人ならば、動物にもさまざまな感情や優れた学習能力があることをご存じでしょう。大型のネズミであるラットも、イヌやネコに劣らない感情や認知機能があります。実際に欧米では、大型のネズミ、いわゆるラットを愛玩動物として家で飼って訓練する人がいるようです。そのように飼育された場合、ラットでもイヌ並みに、ボール拾いをしたり、もしくは飼い主の呼びかけに反応したりするので驚きです。飼い主がほかのラットをかわいがると、そのラットを攻撃したりします。ラットも嫉妬するようなのです。最近、科学誌の『Science』に、ラットと人がかくれんぼをすることができるとか、人がラットとくすぐり合い遊びをすることができるという高い能力が報告されています。[3-2] これまでラットをペットで飼育したヒトが少なくて、ラットの認知能力が過小評価されているようです。

ただし動物実験で精神疾患の原因解明を行うとき、患者さんで分かった知見を動物の現象に置き換える〝翻訳〟を行う必要があります。実験動物は、「痛い」とか「怖い」とか言葉を話してくれないので、動物の行動や生理反応に置き換えて解釈する必要があります。たとえば、うつ病の患者さんに関する生物学的な知見に基づき、動物がうつ状態の場合にはどのような生物学的な状態になるのか、きちんと翻訳を行ってうつ病の原因解明を進めなければなりません。これまでは逆に、動物実験の知見をヒトの場合に置き換えて翻訳する研究が盛んに進められてきました。創薬では基本的に、新薬の候補物質をまずマウスやラットに投与して、効果や副作用を調べます。その実験データをヒトの場合に置き換えて翻訳し、薬の実用化を進めていきます。

現在までに、薬物を投与したり遺伝子を改変したりして統合失調症と似た行動変化、遺伝子の発現や機能の変化を示すモデル動物が100種類以上も開発されてきました。しかし、いずれのモデル動物も本当に統合失調症モデルとして適合しているのかどうか、判定できずにいます。統合失調症という病気が、そもそも生物学的に定義できていないので、これは当然の結果とも言えます。そのためか最近でも、統合失調症に関する論文数が思ったほどには増えておらず、研究はやや停滞気味です。その状況を打開するには、最近の研究によって分かってきた患者さんの生物学的な知見を、動物に置き換えて翻訳し、仮説の検証を進めていくことが重要だと私は考えています。

先に紹介したコネクトームなどヒトの脳を調べる研究の進展とともに、動物の脳活動や情動の測定技術も発展しています。たとえば最近、画像認識に優れた人工知能の技術を用いて、マウスがさまざまな感情のときに見せる表情の違いを識別する研究があります。うつ状態のときのマウスの表情を人工知能で識別して、うつ病の原因解明に役立てることができるかもしれません。

また、ラットをＭＲＩに入れて、ヒトの精神疾患で異常な活動をした脳部位、脳回路がラットモデルでも同様に存在するかどうかを確かめることもできるようになってきました。今後、このような逆転の発想で、モデル動物の妥当性がより正確に判定されていくものと思われます。

脳の炎症で、正常な神経回路がつくられなくなる？

最後に、先ほどのコネクトーム研究などの知見を踏まえ、私たちが進めている統合失調症や自閉スペクトラム症などの原因解明につなげるためのモデル動物研究を紹介しましょう。

先に説明したように、胎児期や新生児期の脳が発達する過程における神経回路の微細な変化が、統合失調症や自閉スペクトラム症の発症リスクになるという仮説があります。

そもそも脳内にある何百万の配線は、遺伝子の命令で自律的につくられていきます。ですので、お母さんのお腹の中や生まれてすぐの時期は、脳内の神経回路は、まだ構築中で完成していません。そのため、この時期の脳回路は非常に感受性が高く、少しの酸素不足や栄養不足により影響されることが知られています。たとえば虚血性や炎症性の脳性まひなどがそれにあたります。この場合には、錐体路《すいたいろ》と呼ばれる運動機能を司る神経回路形成が障害されるため、思い通りに（トップダウン情報が）対象の筋肉に伝達されなかったり、筋肉の知覚情報が間違った脳部位に伝達されたりしてしまいます。

このように未成熟な発達中の脳は、細菌やウイルス感染などによる炎症に非常に脆弱《ぜいじゃく》です。というのも、そもそも脳を発達させる物質や神経回路を形成させる脳内分子は、この炎症を媒介する免疫系のシグナルと共通の部分があるからです。つまり、炎症で正常な回路設計命令が攪乱されてしまうのです。炎症の起きた時期、種類、強さの違いにより、影響される脳神経回路が異なるため、統合失調症や自閉スペクトラム症、知的遅延、脳性まひなど脳疾患の差が生まれると私たちは考えています。

このような仮説を実証するため、私たちは脳の発達過程で炎症シグナルを亢進させた独自のラットをモデル動物として使っています。炎症シグナルの一つである、**上皮成長因子（EGF）**と呼ばれる分子（サイトカイン）を生まれたてのラットに投与することで、このモデルは作製できます。最近の研究で、コロナウイルス感染で起きるCOVID-19肺炎の重症化に、この因子EGFが重要な役割を果たしていると言われています。3-3

このモデルラットでは、ドーパミンで信号を伝える神経回路の配線の一部に間違いがあり、本来の場所以外に結合（神経終末、シナプス）をつくっていることが分かりました。また、このモデルラットは、何も音がしないにもかかわらず、幻聴が聞こえているような脳活動パターンを示します。そのラットの生後の脳を調べると、大脳皮質の回路配線にも間違いが見られました。ですので、思春期に最も活動が高まるドーパミンをつくる神経から間違った場所にドーパミンが放出されることで、統合失調症に関連するいろいろな症状「異常な脳活動」が顕在化するものと推定されます。[3-4] このモデル動物の神経回路の一部の配線は、通常とは異なっていたのです。

　統合失調症の多くの患者さんで、他人の言葉を聞いて理解する聴覚野（**ウェルニッケ野**）と、言葉を発する指令を出す前頭葉（**ブローカ野**）を結ぶ太い配線（**弓状束**《きゅうじょうそく》）の数が少ないという報告があります。普通は、耳から聴覚野へのボトムアップ情報と前頭葉からのトップダウン情報を、弓状束を介して共有しながら私たちは他人の言葉を理解しています。統合失調症の患者さんの一部では、弓状束の変化により前頭葉に存在するブローカ野（運動言語中枢）と側頭葉にあるウェルニッケ野（聴覚言語中枢）の情報共有がうまくできず、ウェルニッケ野が勝手に活動して幻聴が起きている可能性があります（図3－5）。

　統合失調症の患者さんの一部には、独り言を発する方が少なからずおられます。ご本人としては、聞こえる幻聴の相手に、返答しているだけかもしれないのですが。この場合、先ほどくすぐりの話題で述べたのと同様に、自分の発する独り言（運動）からのトップダウン情報が聴覚認知

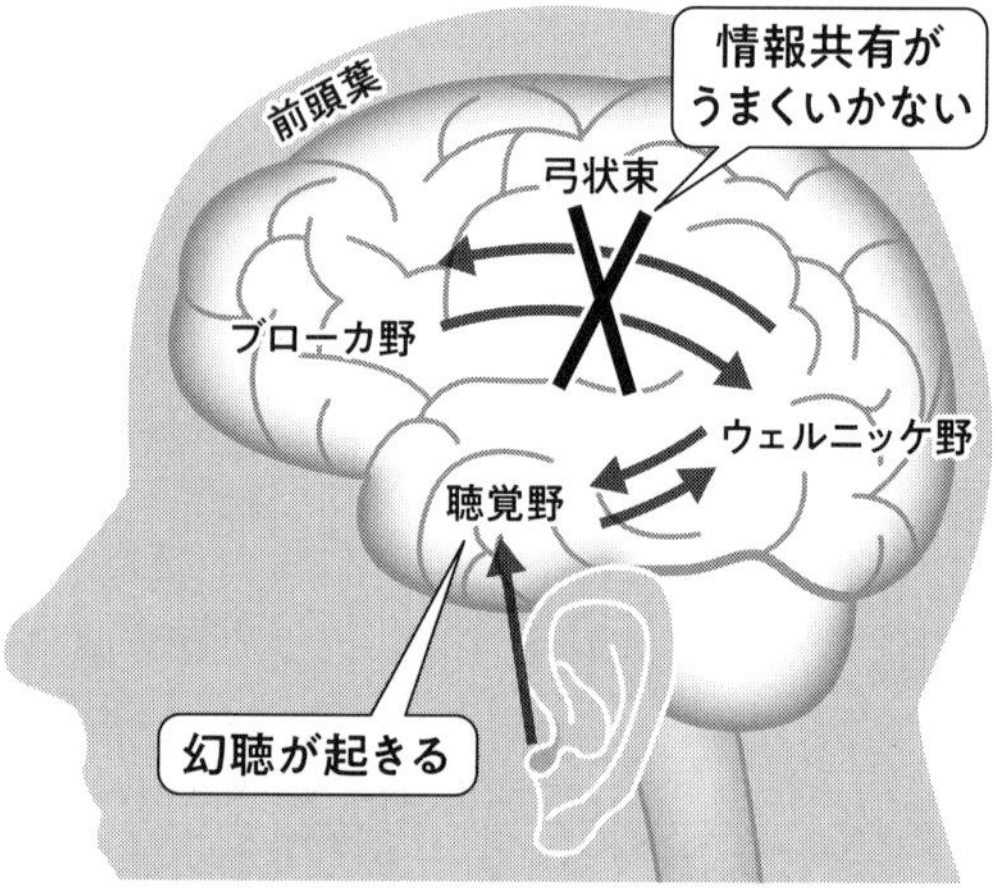

図 3-5　**統合失調症の幻聴は、どのように起こるのか**
ブローカ野（運動言語中枢）とウェルニッケ野（聴覚言語中枢）を結ぶ神経線維である弓状束が変化して情報共有がうまくいかず、ウェルニッケ野が勝手に活動して幻聴が起きている可能性がある

に反映されづらいため、自分の運動（独語）によるにもかかわらず、自分の独り言を他人からの音声だと誤認している可能性が考えられます。同じような現象のモデル動物実験を行うことで、幻聴が起きる仕組みを探っているところです。

さらに、ほかの配線に変化がある動物モデルも用いて、感覚情報を遮断する実験などにより、トップダウンとボトムアップのバランスを大きく崩したときに実感覚の認知機能にどのような変化が起きるかを調べたいと思っています。このような研究は、思考や夢のメカニズムの理解にもきっと役立つはずです。

コラム2 計算論から精神疾患を捉える方法

神経細胞の活動やシナプス結合の強さが変化する可塑性は、どのようにヒトの優れた知性を実現しているのでしょうか？　それを明らかにすることは、自然科学における最大の挑戦であると同時に、統合失調症をはじめとする精神疾患の発症メカニズムの理解のためにも重要です。実験するのが難しい、あるいは実験結果を見ただけでは理解が難しい脳の現象に対して、数式やコンピュータシミュレーションを駆使して研究する分野を、**理論神経科学**や**計算神経科学**と呼びます。代表的なのは、神経活動やシナプス可塑性を方程式により記述し、その振る舞いを調べる方法で、１９４０年代に形式ニューロンモデルが提案されて以来、行われてきました。

近年では、私たちの脳は**ベイズ推論**と呼ばれる統計学によって世界を知覚しているとする考え方が主流になりつつあります。たとえば、黒い猫が壁の奥から顔を出しているとき、私たちは猫の頭だけが宙に浮いているとは考えずに、猫の体が壁に隠れていると考えます。こうした経験に基づく推論は一種のベイズ推論です。

これに基づいて、イギリスの神経科学者であるカール・フリストンは、「すべての生物の知覚や学習、行動は、自由エネルギーと呼ばれる量を最小化するように決まる」という仮説を2006年ごろに提唱しました。この自由エネルギーを最小化すると、物事の起こりやすさ、つまり事後期待値を計算できます。この**自由エネルギー原理**は、近年多方面から注目されています。詳細に興味のある方は、ネットで検索していただければ、解説記事や書籍がたくさん見つかります。

では、脳の基本単位である神経細胞やシナプスは、どのように自由エネルギー原理を実装しているのでしょうか？　その神経基盤はまだ完全には解明されていません。しかし最近、神経活動やシナプス可塑性の方程式を導く神経科学的に妥当なコスト関数と、統計学から導かれる自由エネルギーの間に、美しい数学的な等価性があることが明らかになっています。つまり、両者は本質的には同じものだと言えます。この関係は、どのような神経細胞やシナプスも、自由エネルギー原理に従ってベイズ推論していることを示唆しています。

このような関係の存在は、精神疾患を理解する助けになると期待されます。数式を使って精神疾患の理解を目指す分野を**計算論的精神医学**と呼びます。自由エネルギー原理の観点からは、さまざまな精神疾患の神経メカニズムは、すべてベイズ推論の変容として説明できます。脳は、目や耳から入ってくる感覚情報と、自身が元々持っている信念（事前分布）を、重み付けして足し合わせることで事後期待値を計算します。したがって、この統合がうまくいかなくなると、さまざまな不具合が現れます。これらが精神疾患の症状の原因になっているのではないかというわけです。この観点からは、統合失調症の陽性症状である幻覚や妄想は、自身の信念が強すぎる状態と捉えることができます。

たとえば、健常者は、片方の手の指でもう片方の手を押すときに、自分が押した力を過小評価するという錯覚（フォースマッチング錯覚）を起こすことが知られています。自由エネルギー原理によると、普段手を動かすときに自分の動作と外力を区別するために、自分の動作に関する感覚情報の精度を減衰させていることがこの錯覚が起きる原因とされています。一方、統合失調症の患者さんは、この錯覚を起こしにくいという実験結果があり、それは自分の動作に関する感覚情報の減衰が起きないためとされています。「外力が原因である」という自身の信念が強すぎて減衰を起こせないという見方もできるかもしれません。こうした感覚情報の減衰がうまくいかないことは、自分の動作が誰かに操られているといった妄想や、自分の心の中で発した言語（内言語）が他者が発したものとして聞こえる幻聴が起きてしまう原因とも密接な関係がありそうです。

このように、外界を正しく知覚するためには、感覚情報と自身の信念の統合のバランスが重要です。このバランスが崩れると推論や学習に不具合が生じ、第1章でも挙げられている例のように、ときに黒い猫からFBIを強く連想したりします。前述の神経細胞やシナプスと自由エネルギー原理の関係を用いると、ベイズ推論の観点から、細胞レベルの変容がどのように精神疾患の症状（誤った推論）を引き起こすのか理解できるようになると考えられます。計測・解析技術が進歩すると、計測した脳活動データから、事後期待値や自身の信念を表現している神経回路内の実体を見つけ出せるようになることも期待できます。こうした技術を使って、精神疾患の早期診断・予防・治療法が開発される日も遠くないかもしれません。

磯村拓哉《いそむらたくや》●理化学研究所 脳神経科学研究センター 脳型知能理論研究ユニット ユニットリーダー

高橋英彦《ひでひこ》●東京医科歯科大学大学院 医歯学総合研究科 精神行動医科学 主任教授

第2部

脳の変化が「心」にどう影響するのか？

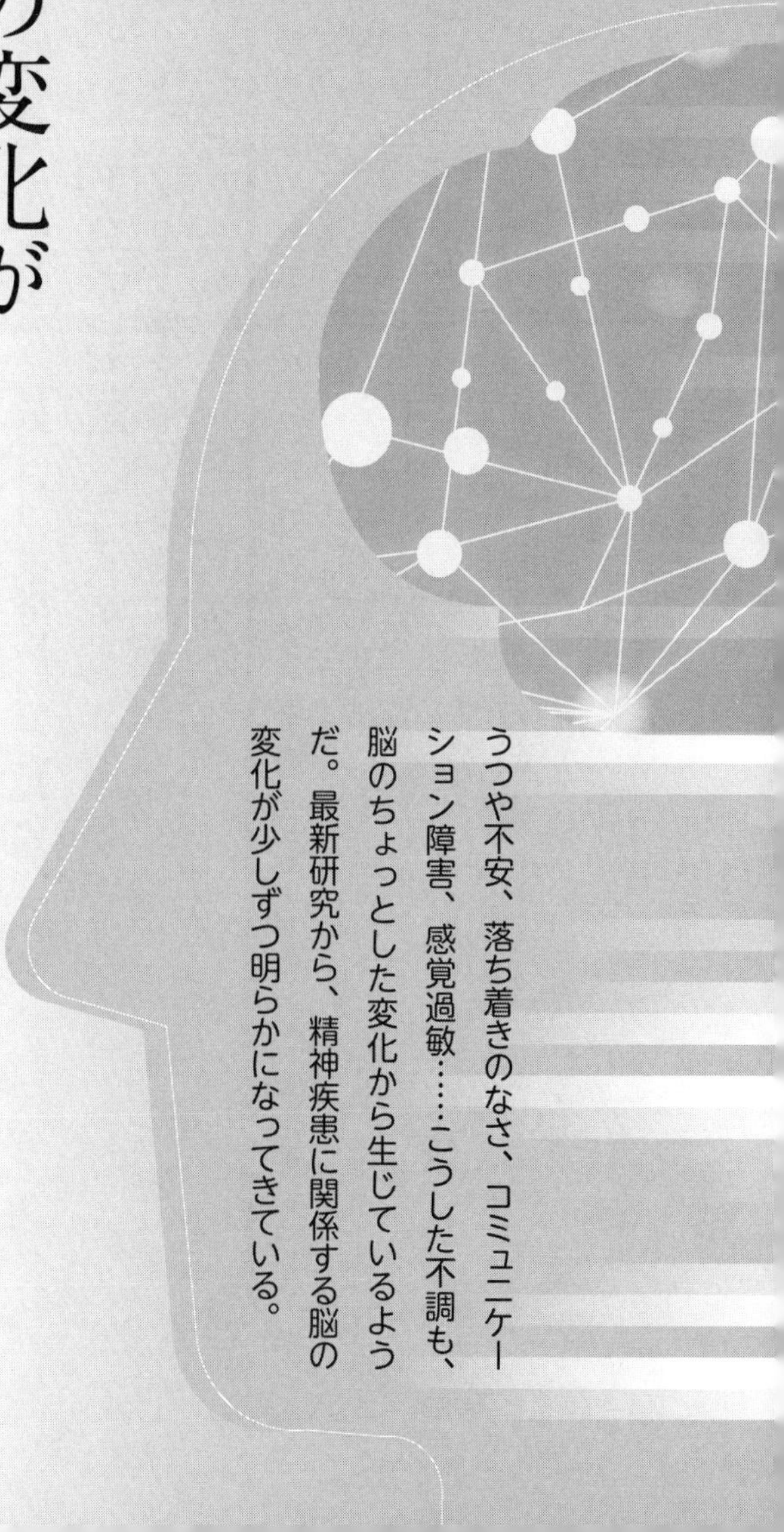

うつや不安、落ち着きのなさ、コミュニケーション障害、感覚過敏……こうした不調も、脳のちょっとした変化から生じているようだ。最新研究から、精神疾患に関係する脳の変化が少しずつ明らかになってきている。

第4章

慢性ストレスによる脳内炎症がうつ病を引き起こす?

——ストレスと心と体の切っても切れない関係

神戸大学大学院 医学研究科薬理学分野 教授●古屋敷《ふるやしき》 智之《ともゆき》

うつ病とはなにか

WHO(世界保健機関)によると、「気分が落ち込む」「何に対しても興味や喜びを感じることができない」といった症状が現れる**うつ病**は、2021年時点で、世界で約2億8000万人もの人々が苦しんでいる精神疾患です。厚生労働省によると、日本では100人のうち約6人という高い頻度で発症します。

うつ病は、統合失調症や双極性障害などに比べて遺伝要因よりも環境要因が発症に強く影響するという調査報告があります。精神的ストレスや身体的ストレスなどの環境要因によって、誰もが発症する可能性がある精神疾患だと言えるでしょう。

誰でも何らかの理由で気分が落ち込むことがありますが、やがて元気を取り戻します。うつ病の患者さんの症状は、そのような多くの人たちが経験する気分の落ち込みとは、質の異なるものです。理由がないのに気分の落ち込みが続き、生きていることに価値を見出せない苦しみに襲われます。その苦しみを止めるには死を選ぶしかないと思うけれど、死ぬ元気もなく苦しみに耐えているといった症状が現れるのが、うつ病です。

患者の3割で、抗うつ薬の効果が不十分

現在では、さまざまな種類の抗うつ薬が開発されています。その多くは、脳の広い範囲に拡散して気分を安定させたり高めたりする**セロトニン**や**ノルアドレナリン**という神経修飾物質のはたらきを強めるものです。

既存の抗うつ薬は、副作用が軽減され、うつ病の患者さんのうち7割ほどの人たちの症状を改善しますが、まだ問題点が残されています。服用を始めても治療効果が出るまで数週間かかる一方で、いまだに残る副作用はすぐに現れるため、服用を止めてしまう患者さんがいることです。

服用後に自殺のリスクが増加するケースがある可能性も示されています。とくに、双極性障害の患者さんに抗うつ薬が処方された場合にその危険性が高まります。**双極性障害**は、気分が高揚する躁状態とうつ状態を繰り返す病気で、うつ病とは別の精神疾患です。しかし、その患者さんがうつ状態のときに初めて受診した場合、「躁状態になったことがあります」と言わなければ、問診ではうつ病と区別がつきません。そのため、抗うつ薬が処方されてしまうことがあります。双極性障害の患者さんが抗うつ薬を服用すると、気分は落ち込んでいるのに自殺する元気は出てしまう、といった最悪のケースが起き得るのです。

また、既存の抗うつ薬は、うつ病の患者さんのうち3割の人には十分な効果が出ないという、もう一つの大きな問題点があります。そもそも、うつ病の発症メカニズムがよく分かっていません。したがって、セロトニンのはたらきを強める既存の抗うつ薬が、うつ病の発症メカニズムに作用する根本治療薬なのか、症状を緩和する対症療法なのかも分かっていません。同じうつ病でもなぜ3割の患者さんには効果が不十分なのかも不明です。

発症メカニズムの解明を進め、客観的な診断法や、既存の抗うつ薬とは異なる作用を持つ新しい治療法の開発が求められているのです。うつ病の原因について、これまでさまざまな仮説が提唱されてきました。そして近年、新しい視点や技術によって、うつ病の発症メカニズムに迫る研究が進展しています。ここでは、慢性ストレスによる脳内炎症がうつ病を引き起こす、という私たちの仮説と実験を紹介しましょう。

ストレスで脳の体積が縮小する

まず、うつ病の原因となるストレスとは何か、ストレスによって脳にどのような変化が起きるのかお話ししていきましょう。

うつ病の発症リスクにもなる**ストレス**は、もともと物理学の用語で、物体に力を加えたときに生じる「ひずみ」のことです。それを生物学の用語として導入したのが、「ストレス研究の父」といわれるハンス・セリエ（１９０７～１９８２年）博士です。

セリエ博士は、血液中に分泌される情報伝達物質であるホルモンの専門家でした。１９３０年代、彼は新しいホルモンを見つけようと、動物にいろいろな種類の刺激を与えました。当時の常識では、寒冷や騒音などの物理的な刺激と、薬物などの化学的刺激では、別のホルモンが分泌されると考えられていました。しかし、刺激の種類にかかわらず同じように分泌されるホルモンがあること、それらの刺激によって免疫や消化機能の低下、睡眠障害、やる気の消失といった共通の変化が心や体に現れることが分かりました。そのような生体の「ひずみ」を「ストレス」とセリエ博士は呼びました（図４－１）。

ストレスが共通の変化を心や体に引き起こす仕組みとして、セリエは**グルココルチコイド**とい

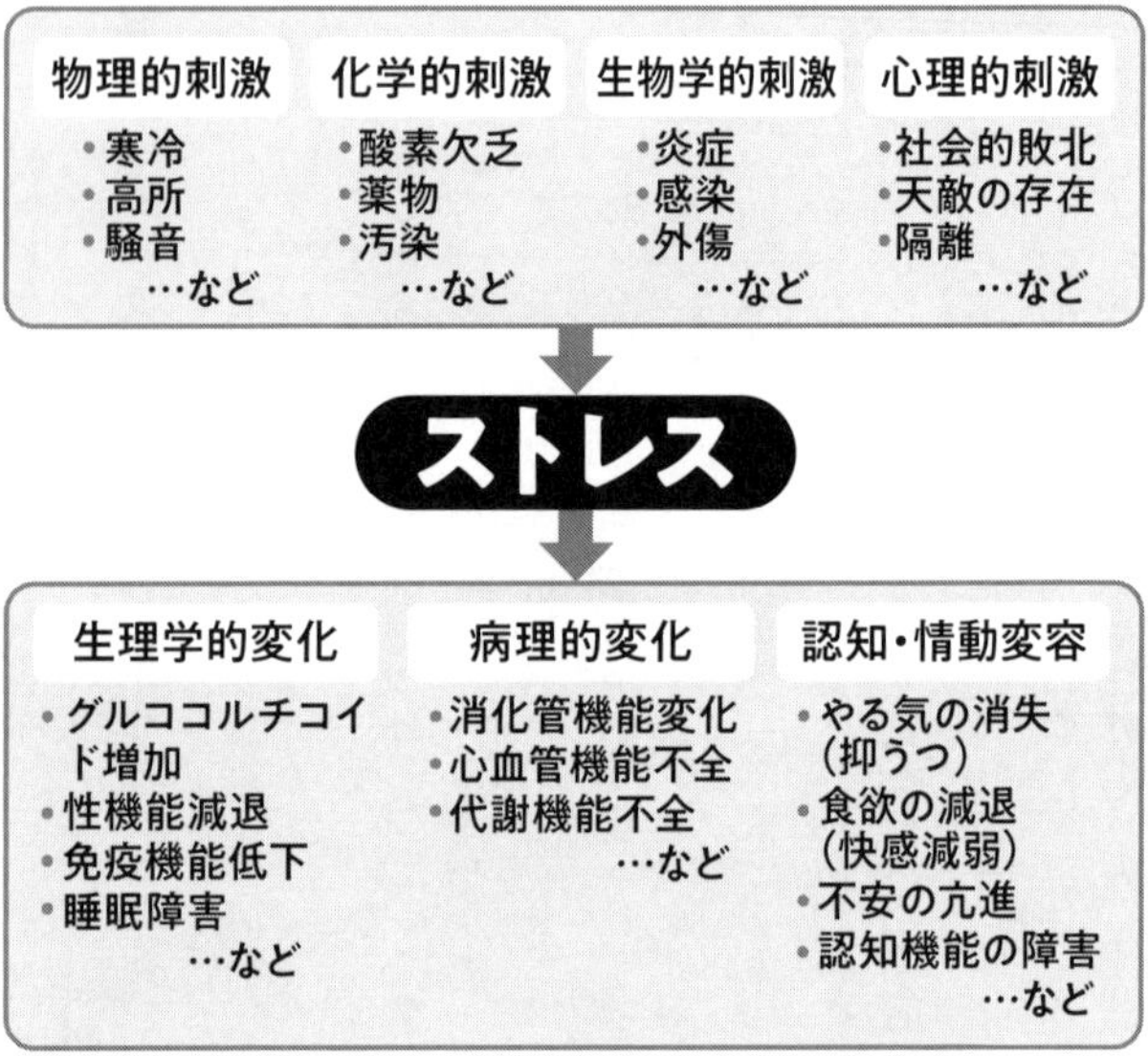

図 4-1　ストレスとは
さまざまな刺激によって共通の変化が心や体に現れる。それらの生体の「ひずみ」をストレスと呼ぶ

うホルモンに注目して研究を進めました。ストレスを受けると、脳にあるホルモン分泌の司令塔である視床下部—下垂体の指令により、腎臓の上部にある副腎皮質から、グルココルチコイドの分泌が促されます。

そして1990年代、ストレスによって分泌されるグルココルチコイドを動物に投与すると、学習や記憶に重要な海馬という脳領域の神経細胞が変化することが発見されました。ほかの神経細胞からの信号を受け取る樹状突起の枝が減って短くなる退縮が起きたのです。当時は、一度できた神経細胞の形状は大きく変化しないというのが常識でしたので、樹状突起の退縮は驚くべき発見でした。

　脳の変化はうつ病の患者さんでも起きていて、海馬と前頭前野《ぜんとうぜんや》の一部（**内側**《ないそく》**前頭前野**）の体積が縮小しているという報告があります（図4－2）。脳体積の縮小は、細胞死以外に、樹状突起の退縮やシナプスの減少によっても起きます。

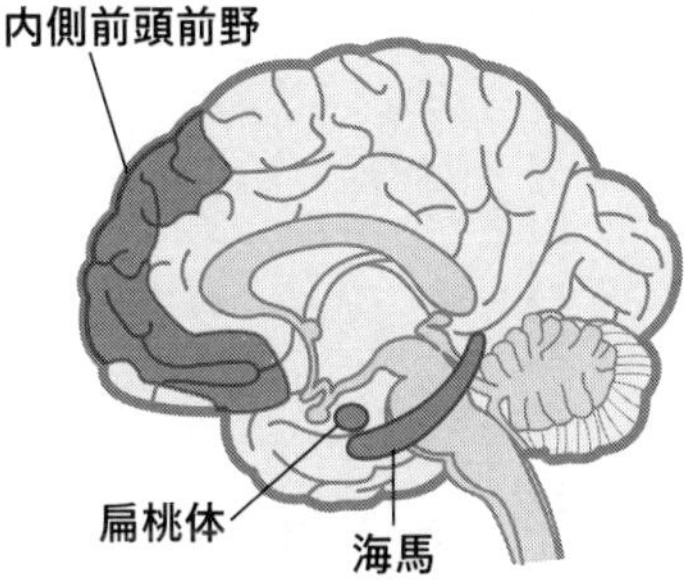

図4-2　うつ病との関連が指摘される脳領域

脳の断面図。うつ病患者では、海馬と内側前頭前野の体積が縮小しているという報告がある。内側前頭前野は、扁桃体を制御している

　うつ病の患者さんで縮小が見られる内側前頭前野は、**扁桃体**《へんとうたい》を制御しているといわれています。扁桃体は、敵に襲われるなど怖い出来事があると活性化して、敵と戦う、あるいは逃走するという適切な対処を促します。そのような恐怖体験を記憶する役割も扁桃体にはあります。

　危険な状況では扁桃体が活性化して適切な行動を取る必要がありますが、理由もないのに日常的に扁桃体が活性化していると、理由がないのに不安感が続いたり、目の前の出来事から逃げ出したりする無気力な行動（うつ様行動）が

現れます。そのような扁桃体の不必要な活性化を内側前頭前野が抑制しています。しかし、内側前頭前野の神経細胞の樹状突起が退縮してしまうと、扁桃体を抑制するはたらきが弱まってしまい、うつ様行動が現れるのでしょう。

軽症のうつ病には、抗うつ薬を使わない治療法である**認知行動療法**が効果を発揮するケースがあります。それは出来事をネガティブに解釈する認知のゆがみを、専門家の指導のもとで修正していく方法です。それにより、内側前頭前野による扁桃体の制御が回復して、うつ病の症状が改善すると考えられています。

長期にわたる「慢性ストレス」がうつ病を引き起こす

誰もが多かれ少なかれ、ストレスを感じながら生活をしていることでしょう。しかし、ストレスを受けたからといってうつ病になるとは限りません。どれくらいのストレスを受けると、うつ病になるのでしょうか。私たちの研究室では、次のような動物実験を行いました。

まず、大きくて攻撃的なマウス（大きなマウス）と普通の大きさのマウス（普通のマウス）を同じケージに入れて飼いました。すると、大きなマウスが普通のマウスを攻撃していじめるようになります。これは、普通のマウスにとっては大きなストレスとなります。これを1日10分、10日間続けると、普通のマウスの行動に変化が現れました。

通常、マウスは仲間を見つけると関心を示して近づいていくのですが、ストレスを受けたマウスの中に仲間に関心を示さないうつ様行動を示すものがいたのです。それだけでなく、不安が高まり、適切な行動を柔軟に行えなくなるなどのうつ様行動も見られました。一方、同じストレスを受けたにもかかわらず、こうしたうつ様行動が見られない普通のマウスもいました。

この実験結果の興味深いポイントの一つは、実験対象のマウス（普通のマウス）はすべて、遺伝情報がほぼ同じ同一系統を用いたことです。遺伝子のタイプによってお酒に強い人と弱い人がいるように、ストレスに対する強さに関係する遺伝子タイプがあることが指摘されています。しかし、たとえ遺伝情報がまったく同じで、同じ期間ストレスを与えても、行動が変わらないストレス抵抗性群と、行動が変わるストレス感受性群に分かれたのです。

ストレスとうつ病の因果関係だけでなく、ストレスに強い抵抗性（レジリエンス）の仕組みも重要な研究テーマです。では、抵抗性群と感受性群では何が違うのでしょう。一方のグループではたらいている遺伝子が他方でははたらいていないといった「遺伝子のはたらき方」に違いがあると考えられます。

遺伝情報によらない遺伝子のはたらきのオン・オフを制御する仕組みを**エピジェネティクス**と呼びます。ストレスによってうつ病が発症する仕組みや、ストレスに強い抵抗性の仕組みに、エピジェネティクスによる遺伝子のはたらきの変化があると考え、解明を進めている研究者がいます。

実験結果が示すもう一つのポイントは、いずれのマウスも短期間の急性ストレスではうつ様行動を示さないことです。1日10分のいじめが10日間続くといった慢性ストレスによって初めてうつ様行動が現れます。

また、慢性ストレスを与えてうつ様行動を示したマウスに、セロトニンのはたらきを強める既存の抗うつ薬の一種を与えると、1週間ほどは行動に変化がありませんが、その後、うつ様行動の改善が見られました。

うつ病の患者さんが既存の抗うつ薬の服用を始めても、治療効果が出るまで数週間かかると冒頭で紹介しましたが、慢性ストレスを与えたマウスも抗うつ薬の効果は遅れて現れるのです。これは、うつ病の患者さんと慢性ストレスを与えたマウスで、脳に同じような現象が起きている可能性が高いことを示しています。

かつては、宙づりにして動かなくなったマウスなど、短期間の急性ストレスを与えたマウスが、抗うつ薬の効果を調べる実験などに使われていました。しかし現在では、長期間の慢性ストレスを与えたマウスを対象にした実験が、うつ病研究で主流になっています。

1日10分、10日間のいじめを受けると、脳内で何が起きるのか

慢性ストレスを与えたマウスの脳では、何が起きているのでしょうか。

先ほど、うつ病の患者さんの脳では、海馬とともに内側前頭前野の一部の体積が縮小していることを紹介しました。ストレスを与えたマウスの内側前頭前野の神経細胞を調べてみると、急性ストレスと慢性ストレスでは正反対の変化が起きていました。１日10分のいじめを一度だけ与える急性ストレスでは樹状突起が増えたのに対して、１日10分のいじめを10日間与え続けるという慢性ストレスを受けた感受性群では逆に退縮していたのです（図４－３）。ただし、慢性ストレスを受けても抵抗性群では樹状突起の退縮は起きていません。

急性ストレスによって、脳深部の中脳（**腹側被蓋野**《ふくそくひがいや》）から前頭前野へドーパミンを放出する神経細胞が活性化します。その作用で樹状突起が増えたと考えられます。

ドーパミンは前頭前野を含む脳の広範囲ではたらく神経修飾物質で、やる気や報酬に結び付いた行動に伴って放出されます。何らかのトラブルで急性ストレスを受けたときにもドーパミンを放出して、前頭前野などの活動を高めてトラブルに積極的に対処する仕組みが脳にはあると考えられます。

しかし、慢性ストレスを受けると、内側前頭前野へドーパミンを放出する細胞の活動が抑制されてしまいます。私たちはその抑制過程で、**プロスタグランジン（ＰＧ）**という炎症に関わる免疫系の分子が重要な役割を果たしていることを明らかにしてきました。慢性ストレスにより内側

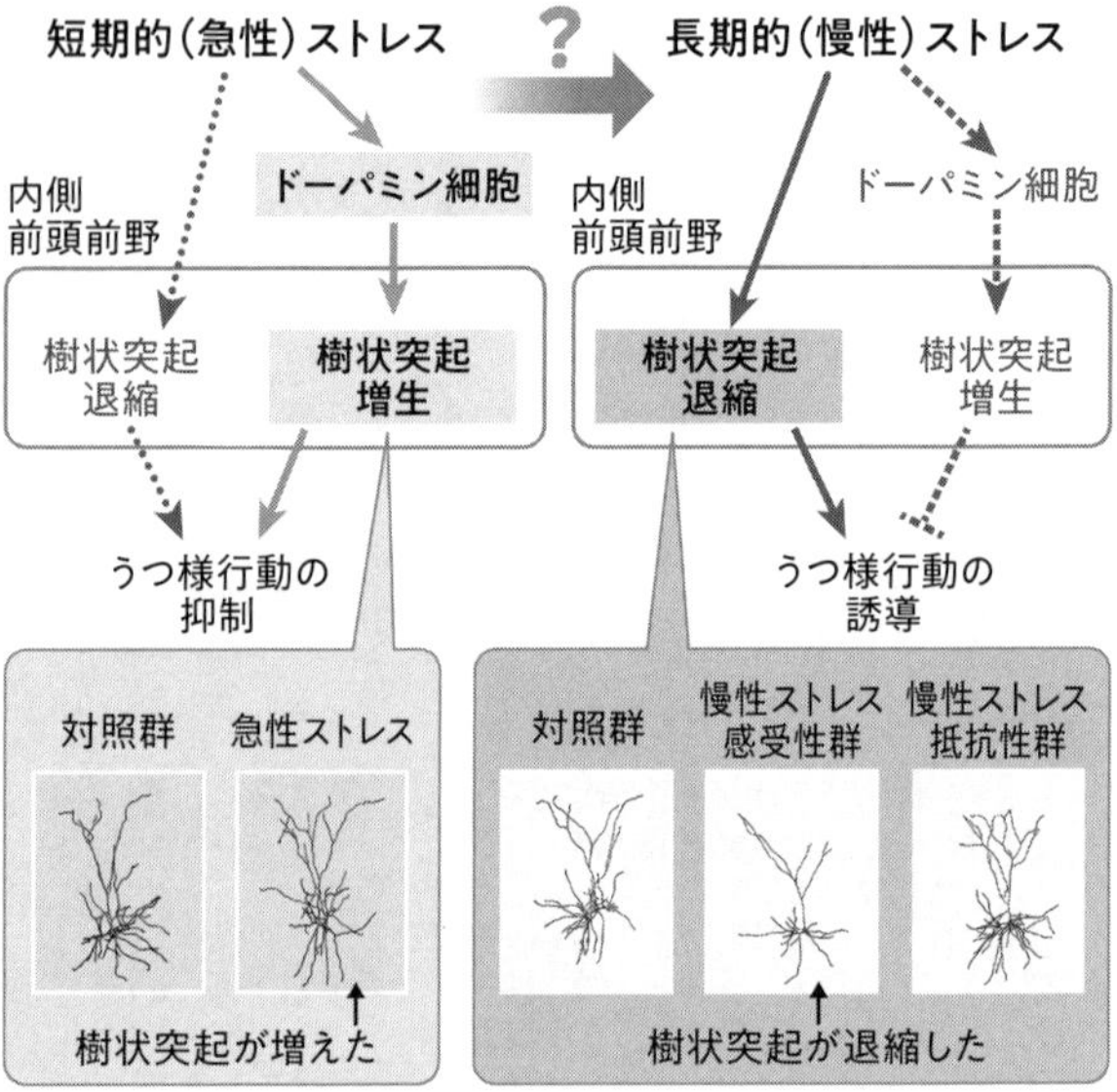

図 4-3　マウスにストレスを与えたときの神経細胞の変化
内側前頭前野にある神経細胞を観察。急性ストレスでは樹状突起が増えたのに対し、慢性ストレスでは樹状突起が退縮していた。この違いがうつ様行動を誘導しているのかもしれない。対照群はストレスを与えていないマウス　＊ Shinohara R. et al., *Mol Psychiatry.*, 2018, Tanaka K. et al., *J. Neurosci.*, 2012 をもとに作成

前頭前野の樹状突起が退縮する現象にも炎症が関わっていると考え、研究を進めています。

ウイルスや細菌に感染すると、さまざまな免疫系の細胞や分子がはたらき、それらの異物を攻撃して排除します。そのときに発熱や炎症が起きます。体の中で壊れた細胞があると、ほかの細胞に悪影響を及ぼします。

その壊れた細胞を免疫系が排除するときにも炎症が起きます。

ストレスで炎症が起きるメカニズム

炎症がうつ病に関係していることは、１９８０年代から指摘されてきました。うつ病の患者さんでは、脳内で炎症が起きており、炎症に関わる物質の濃度も変化していると報告されています。また、関節リウマチなどの慢性炎症性疾患の患者さんはうつ病を併発する確率が高くなります。しかし、ストレスと脳内炎症、うつ病に因果関係があるのか、よく分かっていません。

脳をつくる細胞は、神経細胞とグリア細胞に大きく分けられます。脳内で炎症に強く関わるのは**ミクログリア**というグリア細胞の一種です。ミクログリアは脳における免疫を担当しており、異物がないかどうかセンサーで常に探索しています。そして異物を発見するとミクログリアは活性化して異物を排除します。このとき、炎症が起きます。

ミクログリアが異物を探すとき重要なはたらきをするセンサーが、**Toll様受容体**（Toll-like receptor：**ＴＬＲ**）です。ウイルスや細菌など病原体由来の異物をＴＬＲが捕まえるとミクログリアが活性化して脳内炎症が起きるのです。

ＴＬＲは、ウイルスや細菌に感染していないときにもはたらくことが分かってきました。何らかの理由で細胞が壊れて細胞内にあった物質が周囲にまき散らされたりすると、そのような内因

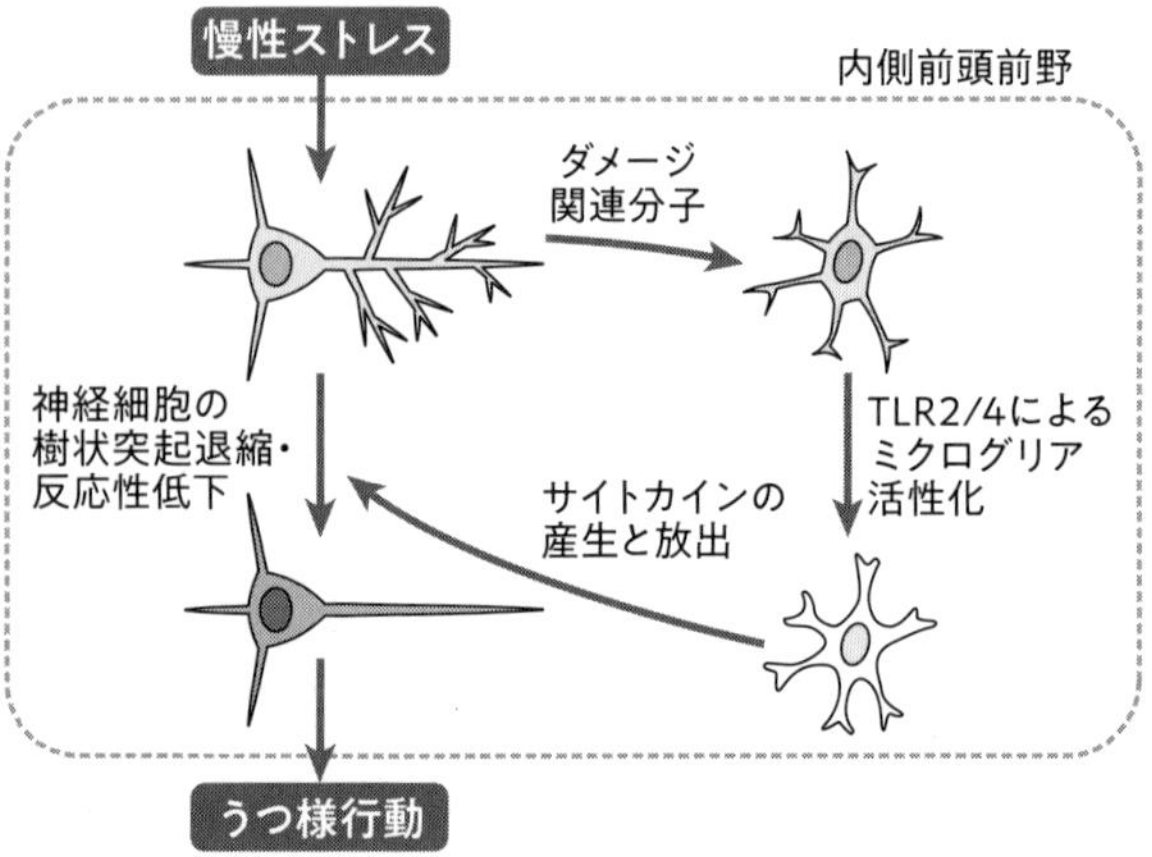

図 4-4　慢性ストレスによってうつ病が発症する仕組み
慢性ストレスを受けると内側前頭前野でダメージ関連分子が発生し、それを TLR がキャッチすることでミクログリアが活性化する。これで脳内炎症が起きて樹状突起に退縮が起こり、うつ様が発症するという仮説が考えられる　＊ Nie X. et al., *Neuron*, 2018 をもとに作成

性のダメージ関連分子をＴＬＲが捕まえてミクログリアが活性化します。すると、炎症を引き起こす**サイトカイン**というタンパク質（ＴＮＦαやIL－１）を放出します。それらのサイトカインは、神経細胞の機能を低下させたり樹状突起を退縮させたりする作用があると考えられます。

病原体に感染していなくても、ストレスによって内側前頭前野でダメージ関連分子が発生し、それをＴＬＲが捕まえてミクログリアが活性化し、脳内炎症が起きて樹状突起が退縮し、うつ病が発症するという仮説が考えられます（図４－４）。

私たちは、慢性ストレスを与えたマウス実験で、その仮説を検証することにしました。ＴＬＲにはいくつかのタイプがあり、その中でＴＬＲ２とＴＬＲ４が重要なはたらきをします。遺伝子操作によって、脳全域のミクログリアでＴＬＲ２とＴＬＲ４の両方をはたらかなくしたノックアウトマウスをつくりました。このマウスに慢性ストレスを与えても、うつ様行動はまったく現れません。

では、ストレスによりミクログリアの活性化は起きているのでしょうか。遺伝子操作していない野生型マウスに慢性ストレスを与えると、内側前頭前野でミクログリアの活性化が起きました。しかし、ＴＬＲ２とＴＬＲ４のノックアウトでは、慢性ストレスを与えてもミクログリアの活性化は起きません。

さらに私たちは、内側前頭前野のミクログリアだけでＴＬＲ２とＴＬＲ４がはたらかなくしたマウスを、とても苦労して独自に開発しました。そのマウスに慢性ストレスを与えてもミクログリアの活性化は見られず、うつ様行動が減りました。この実験結果は、慢性ストレスによる内側前頭前野のミクログリアの活性化とうつ様行動にはたしかに因果関係があることを示しています。

うつ病には、やる気に関係する**側坐核**《そくざかく》という脳領域も関係していると言われています。しかし慢性ストレスを与えた野生型マウスの側坐核のミクログリアは活性化していませんでした。慢性ストレスによるミクログリアの活性化は、内側前頭前野で選択的に起きるのです。それがどのような仕組みで起きるのかが大きな謎です。

慢性ストレスにより内側前頭前野にあるどの細胞がダメージ関連分子をつくり出すのか、TLR2とTLR4がどのようなダメージ関連分子を捕まえてミクログリアが活性化するのか、それが特異的な活性化の謎を解く鍵となると考えられています。

脳内の炎症を抑える物質を発見

ミクログリアの活性化を抑える物質は、うつ病の症状を抑える効果がある可能性があります。私たちの研究室では企業との共同研究により、ミクログリアの活性化を抑える物質を探す実験を行いました。タンパク質は20種類のアミノ酸が長くつながってできています。二つのアミノ酸がつながった物質は、20×20で400種類あります。そのうち水に溶ける336種類について、1種類ずつ培養皿のミクログリアに作用させて、活性化を抑える効果があるかどうか調べました。

すると、ロイシンとヒスチジンというアミノ酸がつながった物質（LHジペプチド）に大きな抑制効果があることが分かりました。その物質をマウスに投与すると脳内炎症が抑えられ、慢性ストレスによるうつ様行動も減りました。

この物質は、納豆などの食品にも微量ですが含まれているので安全性は高いと思います。ただ食品中の分量は少なく、効果が十分ではなさそうです。有効成分の分量を高めた食品・サプリの開発が必要と考えられています。最近、腸内細菌の変化がうつ病を引き起こすという仮説がありますが、食品は腸内細菌に大きな影響を与えます。腸内細菌の状態は、脳や体の炎症に大きな影響を与えます。食品に含まれる安全性の高い成分が持つ抗うつ効果を、脳内炎症の観点から見直すことは、うつ病の予防や治療にとって重要でしょう。

また、慢性ストレスにより内側前頭前野のミクログリアが特異的に活性化する謎を解明して、それを抑制する薬が開発できれば、既存の抗うつ薬が十分に効かない患者さんの症状も改善できるかもしれないと期待して研究を進めています。

体の疾患と精神疾患が併発しやすい理由とは

私たちは、体で起きる炎症にも注目しています。うつ病の患者さんの血液を調べると、体の炎症に関わる免疫細胞の一種である**好中球**と**単球**が増加しているという報告が以前からあります。うつ病の患者さんでは、脳だけでなく、体にも炎症が起きているのです。

私たちは、ストレスを与えたマウスの好中球や単球の増減を調べました。すると、どちらも骨髄から動員されて、増加していました。マウスでも、ストレスによって体の炎症が進むのです。

この変化には、ストレスによる交感神経の活性化が関わることが示されています。ただし、ストレスを与えるのを止めると、単球はもとの数にすぐに戻りますが、好中球は増加した状態が長期間続きました。

慢性ストレスによる好中球の増加数は、遺伝情報が異なるマウス系統ごとに違いがあることも分かりました。ストレスに弱い系統では好中球の増加数が多く、ストレスに強い系統では増加数が少ないのです。好中球の数は、腸内にある免疫細胞によってコントロールされています。

体の炎症が脳へ及ぶことはあるのでしょうか。普通は、血液中の免疫細胞や免疫系分子の脳へのアクセスは厳密に制御されていて、そのまま脳血管の外側へ漏れ出て、脳に作用することはありません。脳の血管には**血液脳関門**と呼ばれる仕組みがあるからです。血液に侵入したウイルスなどの異物だけでなく、血液中の多くの物質が血管から外側へ出て脳に作用しないように防御する機能があるのです。

たとえば、食べ物に含まれるうま味成分であるグルタミン酸は血液に吸収されますが、それが脳に作用すると神経細胞は過剰な興奮状態となってしまいます。グルタミン酸は神経細胞を興奮させる神経伝達物質だからです。

普通は、好中球や単球も関門を通過できず、脳に直接作用することはありません。しかし体の炎症が進むと、関門の防御機能が弱まり、炎症を引き起こす免疫細胞や免疫系分子が脳に作用して炎症を起こすことが、さまざまな研究者による動物実験で示唆されています。

私たちは、慢性ストレスを与えたマウスの脳血管の周囲に単球や好中球がどのように分布しているのかを調べて、ストレスによる体の炎症と脳内炎症の関係を探っています。

心臓など循環器系や腸など消化器系、あるいは糖尿病や高血圧など、さまざまな体の疾患に炎症が関わっていると言われています。また、精神疾患の患者さんは体の疾患を併発することが多く見られます。体の疾患が慢性ストレスの原因となって精神疾患を発症する場合や、逆に精神疾患にともない体に痛みが生じるケースがあります。そのような体と精神の疾患が併発する仕組みに炎症が関わっていると考えられます。

体の炎症が脳内炎症を促し、炎症が起きた脳が免疫細胞をつくる骨髄などにはたらきかけて体に炎症を引き起こす物質を増やす、といった悪循環が起きている可能性が考えられます。その仕組みを解明して悪循環を断ち切ることができれば、うつ病や体の疾患の症状が改善するはずです。

脳内炎症の視点から、さまざまな疾患の原因解明を目指す

慢性ストレスよる脳内炎症は、自閉スペクトラム症や統合失調症などうつ病以外の精神疾患や、アルツハイマー型認知症などの認知機能障害、脳梗塞・脳出血の発症リスクにもなります。

とくに、胎生期や幼児期など脳の発達初期ほど炎症は大きな影響を与えると考えられます。

30年間にわたり精神疾患の患者さんの症状を追跡した海外の研究によれば、うつ病だった人が、不安症やPTSD（心的外傷後ストレス障害）などほかの精神疾患や、認知機能障害、脳梗塞・脳出血になるなど、疾患が移り変わっていくことが報告されています。一人の患者が数多くの疾患を患う背景に、何か共通の原因があるのでしょうか。

慢性ストレスによる脳内炎症とうつ病の関係で分かってきたことが、ほかの脳疾患の発症とどこまで共通性があるのか、どこが疾患ごとに異なるのか、疾患横断的な病因解明を今後の重要なターゲットに定めて、私たちはさらに研究を進めています。

第5章

新たに見つかった「動く遺伝因子」と精神疾患の関係
――脳のゲノムの中を飛び回るＬＩＮＥ-１とは

熊本大学大学院　生命科学研究部分子脳科学講座　教授●岩本《いわもと》和也《かずや》

さまざまな環境要因が、脳の遺伝子変異を引き起こす

精神疾患の中でも、統合失調症や双極性障害は遺伝要因が強くはたらくことが知られています。遺伝要因の実態を知るために、健常者と患者さんのゲノムを比較して、ＳＮＰ（一塩基多型）やＣＮＶ（ゲノムコピー数変異）など、患者さんに多く見られる多型や変異を探し出す研究が進展していきます（第２章参照）。ただし、先の章でも触れられているように、精神疾患の遺伝

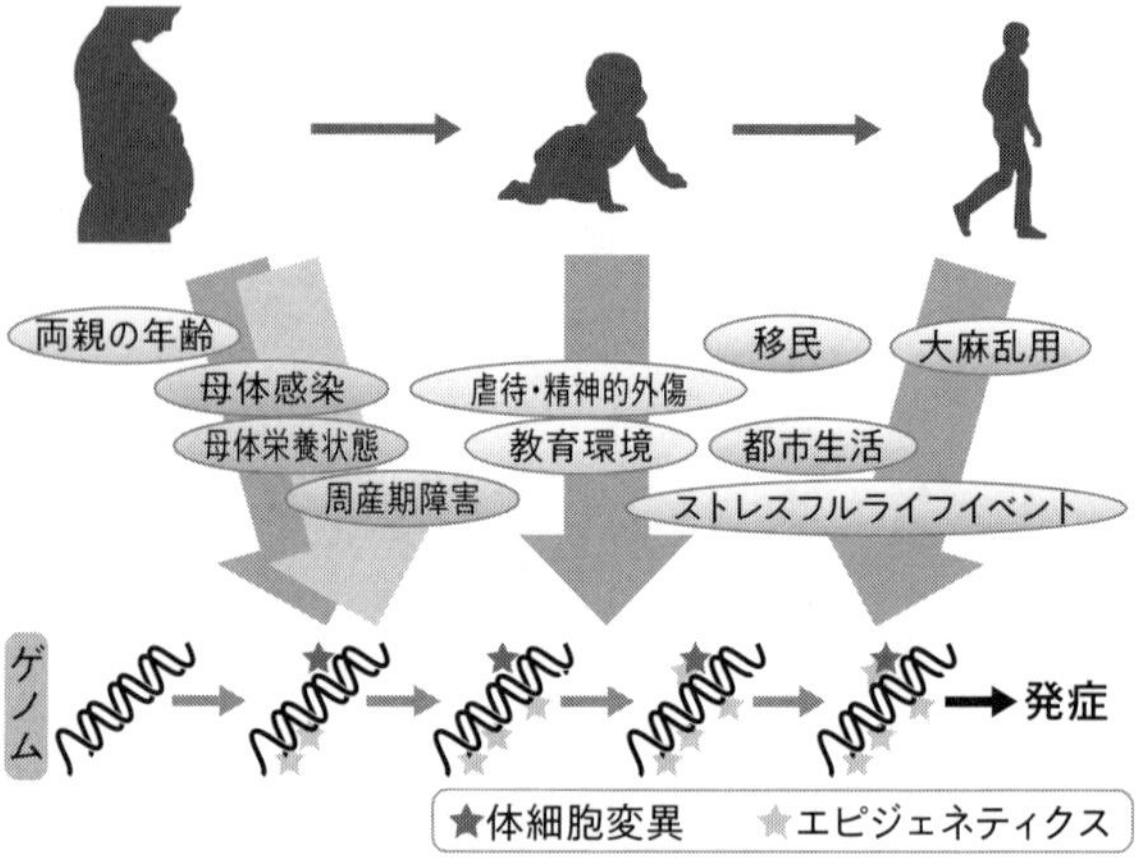

図5-1　精神疾患とさまざまな環境要因
遺伝的背景に加えて、さまざまな環境要因によって脳神経系に生じる体細胞変異などが、精神疾患の発症に影響しているかもしれない

要因の大半は未知のままだと考えられています。

おさらいになりますが、ゲノムは、DNAにあるアデニン（A）・チミン（T）・グアニン（G）・シトシン（C）という4種類の塩基の並び方（塩基配列）で書かれており、ヒトゲノムは約30億個で構成されています。体ができるとき、たった1個の受精卵が細胞分裂を繰り返し、皮膚や臓器の細胞、脳の細胞に分化していきます。体をつくるすべての細胞は、特殊な例を除いて、受精卵のゲノムと塩基配列が同じであると考えられます。したがってSNPやCNVの研究は、受精卵の段階から分化したすべての細胞に見られるゲノム変異を調べたものとなります。

受精卵が細胞分裂を始めた後に、一部の細胞に起きる塩基配列の変化を**体細胞変異**と呼びます。体細胞変異は、細胞分裂の際のＤＮＡ修復エラーや酸化ストレスなどによって一定頻度で蓄積していきます。これはあらゆる臓器の細胞で生じますが、脳神経系の細胞では、これから紹介する動く遺伝因子の転移など、さまざまなメカニズムにより体細胞変異が生じていることが明らかになってきています。

胎児期の母体環境、誕生後の栄養不足や養育環境、成長してからの仕事や私生活でのストレスなど、私たちはさまざまな環境要因の影響にさらされています。環境要因の影響を受け、患者さんの脳細胞では健常者とは異なる体細胞変異が起き、遺伝子の機能や発現パターンが変化して、精神疾患の発症に影響しているのではないかと私たちは考えています[5-1]（図５－１）。

ゲノムの中を飛び回る転移因子ＬＩＮＥ－１とは

近年、塩基配列を高速で解読する次世代シーケンサーや、１個の細胞に含まれる極微量の核酸解析技術の登場により、体細胞変異を高精度に同定することが可能になってきました。

中でも、「**ＬＩＮＥ－１**（ラインワン／Long interspersed nuclear element-1）」というゲノムの中を飛び回る**転移因子**による体細胞変異が同定されています。転移因子は、ゲノムのほかのＤ

NA領域に入り込む（これを**転移**といいます）ことのできる塩基配列であり、ヒトゲノムの約45%は転移因子や、これらの残骸で占められています。転移因子には多くの種類がありますが、私たちが注目しているLINE-1はヒトゲノムの約17%を占め、一つの細胞の中に数十万コピーも存在します。タンパク質をつくる普通の遺伝子は、両親由来の2コピーしか存在しないことを考えると、膨大な数のLINE-1が存在するのがお分かりになるかと思います。

ただし、ほとんどのLINE-1は突然変異などによってその機能を欠損しており、100コピー程度のLINE-1が、現在のヒトゲノムでも転移能力を保持していると考えられています。

LINE-1はどのように転移するのか、その仕組みを簡単に紹介しましょう（図5-2）。LINE-1には2種類の遺伝子の情報（図では遺伝子AとB）が含まれており、転写されたLINE-1のRNAから2種類のタンパク質（タンパク質AとB）がつくられます。タンパク質とLINE-1のRNAは複合体を形成し、細胞質から核内へと輸送されます。

タンパク質の一つは、RNAからcDNAを合成する逆転写酵素活性を持っています（cDNAとは、逆転写酵素によって合成されたDNAのことです）。LINE-1のRNAはcDNAへと逆転写され、ゲノムの別のDNA領域に入り込むのです。ゲノム中のLINE-1から、一

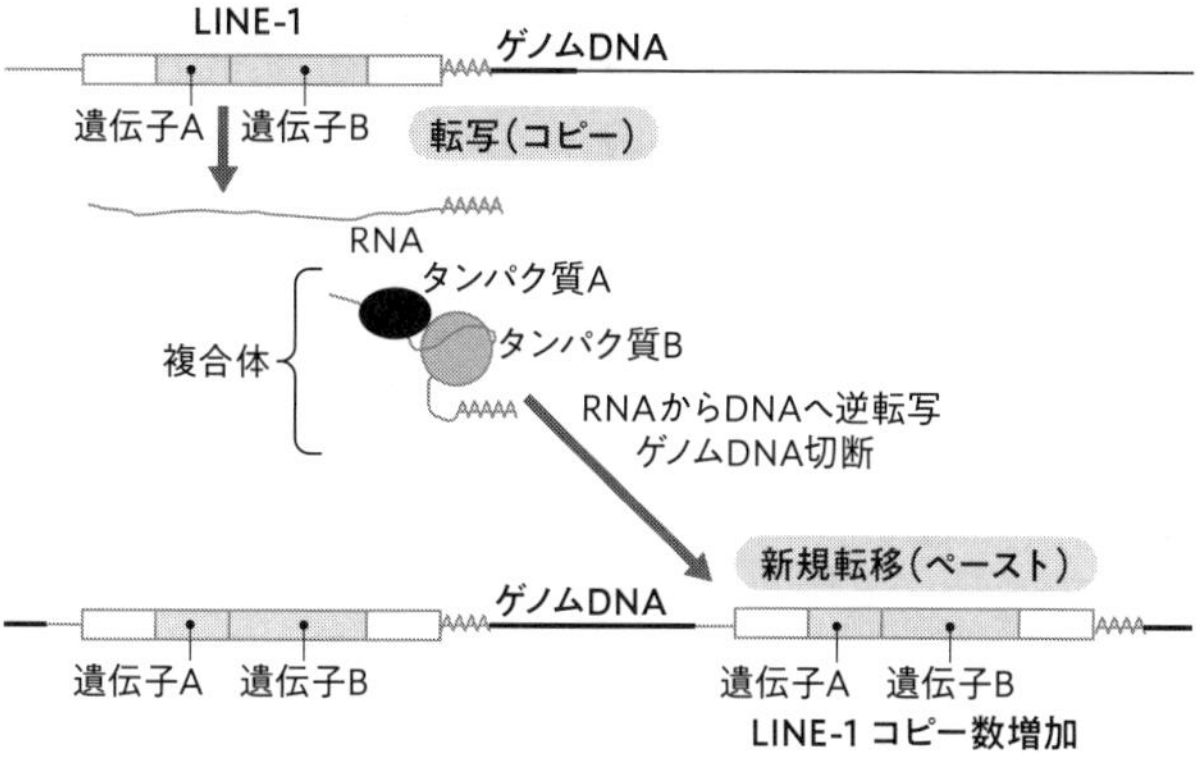

図 5-2　コピー＆ペーストで新規転移する LINE-1
コピー＆ペーストに必要なタンパク質を自分でつくる転移因子は LINE-1 だけ。ほかの転移因子は、LINE-1 がつくったタンパク質を利用して転移する

度塩基配列が複写され、最終的にゲノムＤＮＡの別の場所に貼り付けられるように見えるので、このような転移は、「コピー＆ペースト方式の転移」と呼ばれています。

ＬＩＮＥ－１による精子や卵子に生じる遺伝性の新規転移は、約１００人に１回生じていると推定されています。ＬＩＮＥ－１の新規転移により、多くの場合、ゲノムの不安定化が引き起こされます。また、転移した場所が遺伝子の情報が書かれたＤＮＡ領域ならば、その遺伝子からタンパク質がつくられなくなってしまったり、遺伝子の発現制御状態に大きく影響を与えたりします。ＬＩＮＥ－１の遺伝性の新規転移は、これまでに多

くの遺伝性疾患の原因に関わっていることが明らかにされています。[5-2]

後で紹介するように、細胞には転移因子が活動しないように抑え込む仕組みが備わっており、発生初期の一時期を除いて厳密に抑制されていると考えられてきました。しかし、２００９年に米国の研究グループが、脳が発達する過程の神経前駆細胞においてＬＩＮＥ－１が転移を起こすことを発見しました。脳神経系での転移の頻度は、約20個の神経細胞につき1回から、1個の神経細胞あたり数十回までさまざまな試算がなされていますが、結果として、脳では起源や由来を共にする神経細胞ごとに異なる塩基配列のゲノムを持つと考えられます。[5-3]

とくに統合失調症でＬＩＮＥ－１の転移頻度が上昇

それでは、精神疾患の患者さんでは、ＬＩＮＥ－１の転移頻度はどうなっているのでしょうか。

私たちの研究グループでは、健常者とさまざまな精神疾患の患者さんの死後脳の試料を提供していただき、前頭前野の神経細胞に含まれるＬＩＮＥ－１のコピー数を調べました。[5-4]すると健常者に比べて精神疾患の患者さん、とくに統合失調症や双極性障害の患者さんで、ＬＩＮＥ－１のコピー数が増加していたのです。

次に、ＬＩＮＥ－１がどのゲノム領域に新規転移しているかを調べるため、肝臓と脳組織の全ゲノム配列を調べて比較しました。すると、患者さんの脳組織では神経機能に重要な遺伝子や、統合失調症や双極性障害の発症に関連すると考えられている遺伝子に新規転移しているケースが多いことが分かりました。それらの遺伝子の機能が破壊されることが、統合失調症や双極性障害の発症の原因になっている可能性があります。

ウイルス感染と発症リスクとの関係

なぜ、患者さんの脳ではＬＩＮＥ－１の転移頻度が上昇してコピー数が増えるのでしょうか？疫学研究により、妊婦がインフルエンザなどのウイルスに感染すると、生まれてきたお子さんが精神疾患を発症するリスクが上昇することが示されています。メカニズムは完全に解明されてはいませんが、ウイルス感染によって母体の免疫活性が上昇し、炎症を引き起こすサイトカイン類が母体から産生され、胎盤を通過して胎児の発育に影響を与えるためだと考えられています。

このような状態を、動物実験で再現することができます。妊娠中の母マウスにウイルスゲノムに似た化学物質（Poly（I:C））を投与すると、生まれてきた仔マウスは、精神疾患、とくに統合失調症と関連する症状を示すことが知られ、世界中の研究者のあいだで広く用いられています。この実験で生まれた仔マウスの前頭葉部位のＬＩＮＥ－１コピー数を調べたところ、普通のマウスに比べてＬＩＮＥ－１コピー数が増加していることが確認できました。

さらに、誕生間もないころに、何らかの理由で脳内に炎症が生じると精神疾患の発症リスクが上昇すると考えられています。生まれてから2週間後に炎症を引き起こす物質（EGF：上皮成長因子）を投与して成長したカニクイザルの脳では、未投与のカニクイザルよりもLINE－1のコピー数が増えていました。

また、22q11.2欠失という染色体の一部分が広範囲に失われるCNVは、統合失調症の発症に強く関連することが知られています（第2章参照）。22q11.2欠失変異を持つ統合失調症の患者さんの細胞からiPS細胞をつくり、神経細胞に分化させてゲノムDNAを調べたところ、健常者から同様に分化させた神経細胞よりもLINE－1のコピー数が増えていることを見出しました。

これらの実験から、母体感染や誕生直後といった早期環境要因や、統合失調症の発症リスクを上昇させることが知られている遺伝的な要因が、LINE－1の転移頻度上昇に関わっていることが明らかになりました。

DNAのメチル化が、転移頻度の上昇を引き起こす？

では、どのような仕組みで、患者さんでは脳の神経細胞ゲノムでLINE－1の転移頻度が上昇するのでしょうか。ＬＩＮＥ－１の転移頻度は、ＤＮＡメチル化による転写の抑制、転写抑制因子の結合による転写抑制、転写されたＬＩＮＥ－１産物の迅速な分解、翻訳されたタンパク質の活性抑制や分解など、宿主の細胞によって何重にも厳密に抑制されています。このうち、抑制メカニズムの基盤となるものは、転写を抑える**ＤＮＡメチル化**だと考えられています（コラム３参照）。

私たちは、母体免疫の活性化や炎症によってＬＩＮＥ－１のＤＮＡメチル化状態が変化することが、転移頻度の上昇につながっているのではないかと考えています。また、22q11.2欠失領域には、統合失調症の原因に関連すると考えられている遺伝子やＲＮＡの代謝に関わる遺伝子などが多数含まれています。欠失領域に含まれる遺伝子が、転移頻度を調節する役割を持っている可能性が考えられます。詳細な分子メカニズムの解明は今後の課題です。

精神疾患の症状との関係を探る

ＬＩＮＥ－１の新規転移と、精神疾患の症状には関係があるのでしょうか。私たちの研究グループでは、ＬＩＮＥ－１が新規転移した神経細胞が光るようにした遺伝子改変マウスを作製しました。脳の中で光った細胞を調べれば、新規転移が起きた脳領域を突き止めることができます。また、光った細胞のゲノムを解読すれば、どの遺伝子にＬＩＮＥ－１が入り込んだのかが特定できます。

作製した遺伝子改変マウスを使って、さまざまな環境ストレスを負荷したり、精神疾患の発症に強く影響を与える遺伝子変異を持たせたりして、光った細胞の数やパターンについての検討を行っています。精神疾患では、どの脳領域が精神症状と関連しているのかよく分かっていないことが、発症原因を解明する上での大きな障壁となっています。行動解析のデータとLINE－1の新規転移解析を組み合わせることにより、精神疾患の症状と発症原因となっている脳領域や遺伝子の関係を明らかにできると期待しています。

また、私たちは1個の神経細胞を対象にLINE－1の新規転移領域を調べる技術（シングルセル解析技術）を開発しました[5-5]。これまでは、細胞集団としてゲノムDNAの解析を行っており、多数の細胞で共有されるような新規転移のみしか検出できませんでした。新たに開発したシングルセル解析技術では、1個の細胞で起きている稀な新規転移を捉えることができます。健常者と精神疾患の患者さんでLINE－1新規転移がどのように違うのか、1細胞レベルで詳細に比較する実験を進めています。

健常者の脳でも新規転移が見られる理由とは

興味深い点は、健常者の脳でも一定頻度でLINE－1の新規転移が生じていることです。L

ＩＮＥ－１の新規転移が、脳の発達や機能の維持にどのような意義を持つのかは、まだ明らかにされていません。

一つの仮説として、脳神経系の細胞に見られる形態や機能の驚くべき多様性に、ＬＩＮＥ－１の新規転移が貢献している可能性が考えられます。また、記憶や学習、認知機能といったさまざまな高次機能の形成や高次機能の個人間差異にも影響を与えているかもしれません。動く遺伝因子の研究は、精神疾患の原因解明のみならず、脳科学における普遍的な課題にアプローチできると考えて、私たちは研究を進めています。

コラム3

脳神経系のエピジェネティクスと「心の病」のつながり

ヒトゲノムは約30億個の塩基で構成され、タンパク質をつくる情報が書かれた遺伝子が2万個超含まれています。細胞ではすべての遺伝子が常にはたらいているわけではなく、心臓ではたらく遺伝子、脳ではたらく遺伝子があり、組織ごとに異なった組み合わせの遺伝子がはたらいています。第5章で紹介したように、環境要因や加齢によって生じる体細胞変異の例を除き、同一人物の細胞はすべて同じ塩基配列を持っていますが、どのようにして組織ごとに必要な遺伝子のはたらきを制御しているのでしょうか。

遺伝子がはたらくことを「発現する」といい、遺伝子からRNA合成酵素によって**mRNA**が合成されることを指します。この過程は**転写**とも呼ばれます。細胞核の中で転写されて生じたmRNAは、細胞質に移され、**リボソーム**という細胞内小器官によってタンパク質へと変換されます。一連の過程をとおして、DNA上の情報（塩基配列の並び方）が、mRNAを経てタンパク質（アミノ酸配列の並び方）に変換されるわけです。

細胞核内のDNAは裸で存在するわけではなく、**ヒストン**と呼ばれるタンパク質に巻き付いた構造をとっています。このとき、DNAがヒストンにしっかりと巻き付いていると、RNA合成酵素が近寄りにくくなって遺伝子の発現が抑制され、緩むと転写されやすくなって発現可能な状態になります。

DNAやヒストンへの化学修飾の状態によって巻き付き方の強さが調節されていますが、この現象や研究分野のことを**エピジェネティクス**と呼びます。エピとはギリシア語で「上」や「後」を意味し、エピローグなどの言葉が日本語化して用いられています。ここでエピジェネティクスを改めて定義すると、「塩基配列の情報を変えずに、細胞や組織の遺伝子発現状態を制御する方法およびその研究分野」となります。

エピジェネティクスの主要な分子メカニズムは、DNA中のシトシンのメチル化修飾です。塩基であるシトシンとグアニンが連続している配列をCpG配列（pはリン酸を介した塩基間の結合を示します）と呼びますが、CpG中のシトシンにメチル基転移酵素によってメチル基が付加されます。メチル化されたシトシン（**メチルシトシン**）には、転写を抑制する機能を持つタンパク質などが結合し、多くの場合、近くにある遺伝子の発現が抑制されることになります。その結果、たとえば脳でだけ発現する遺伝子は、脳ではシトシンがメチル化されておらず、心臓など他の組織ではメチル化されていて発現が抑制されている状態になっています。メチルシトシンは、普通のシトシンとは違うはたらき方をするので、ATGCにつぐ「第5の塩基」とも呼ばれています。

じつは、脳には脳特有の複雑なエピジェネティクス機構があることが分かりつつあります。たとえば脳の神経細胞のDNAには、メチルシトシン以外にも化学修飾を受けた塩基が多数存在することが分かってきました（図）。その多くはメチルシトシンがさらに修飾を受けたもので、一度付加されたメチル基が、普通のシトシンに戻る**脱メチル化**と呼ばれる過程に関係していると考えられています。また、CpG以外のシトシンにもメチル化が見られ、年齢と共に神経細胞で増大していくことが観察されています。脳神経系での複雑な制御機構が、記憶や学習、感情など脳の高次機能を支えているようなのです。

精神疾患の患者さんでは、脳神経細胞のエピジェネティックな状態に特徴があり、発症や重症度と関係している可能性があります。我々は、死後脳試料の提供を受けて研究を行ってきましたが、最近、双極性障害患者さんの前頭前野の神経細胞では、神経機能に重要なさまざまな

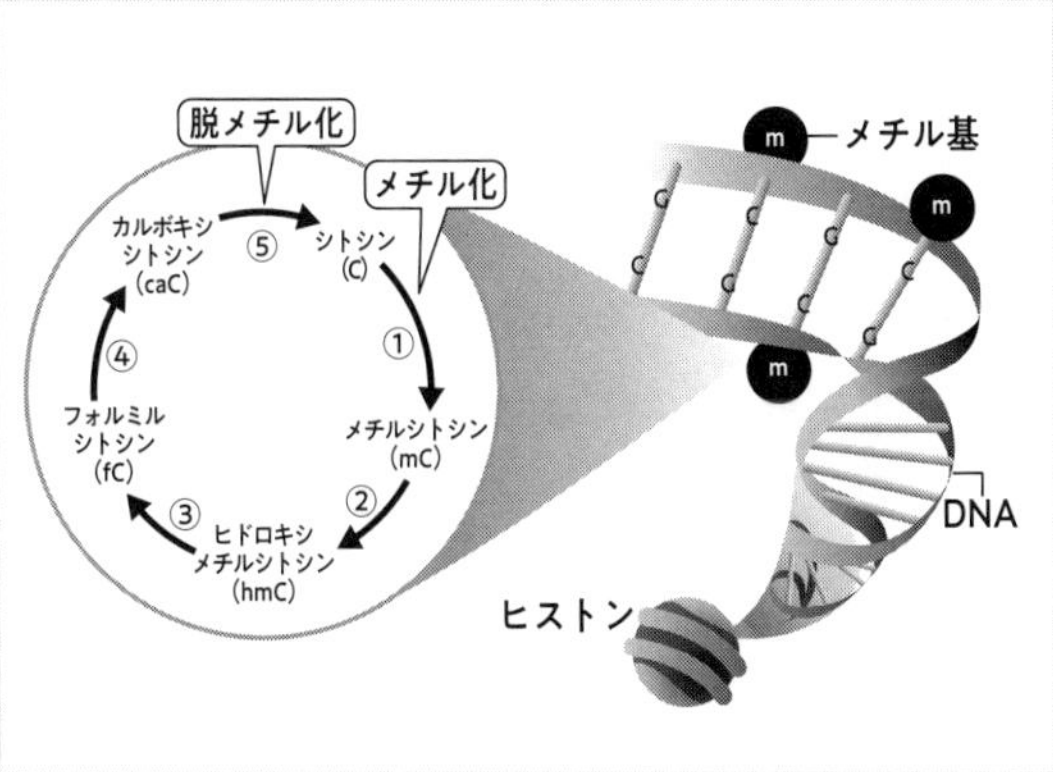

図　シトシンのメチル化と脱メチル化
DNA中のシトシン（C）は、①メチル基（m）がメチル基転移酵素により付加されメチルシトシンとなる（メチル化）。メチルシトシンは、TET酵素によって酸化され、②ヒドロキシメチルシトシン、③フォルミルシトシン、④カルボキシシトシンへと順番に変換される。カルボキシシトシンは、酵素反応を受けたあと細胞内の塩基除去修復機構によって、シトシンへと変換される（脱メチル化）。メチルシトシンは遺伝子発現を抑制し、ヒドロキシメチルシトシンは遺伝子発現の活性化に関連している

遺伝子がメチル化されていることを発見しました[③-1]。前頭前野は認知や理性を司る領域ですが、患者さんの神経細胞では、重要な遺伝子の発現が抑制され、タンパク質がつくられにくくなっていると考えられます。

今後、特定の遺伝子がメチル化される分子メカニズムを明らかにし、双極性障害の病因や病態のどのような局面に関係するのかを調べていく必要があります。

また、発現が抑制されている遺伝子を標的とした新規治療薬の開発が期待されます。

岩本和也 ● 熊本大学大学院　生命科学研究部分子脳科学講座　教授

第６章
自閉スペクトラム症の脳内で何が起きているのか
――感覚過敏、コミュニケーション障害……さまざまな症状の原因を探る

神戸大学大学院 医学研究科 生理学・細胞生物学講座 教授●内匠《たくみ》 透《とおる》

ASDとは何か　――コミュニケーションが苦手、趣味や行動の偏り、感覚過敏……

自閉スペクトラム症（ASD）は、生まれつき脳のはたらき方に違いがある発達障害の一種です。ＡＳＤの人は、相手の考えやその場の空気を読み取ったり、自分の気持ちを伝えたりすることが苦手で、社会性やコミュニケーションに困難をきたす場合があります。また、興味や行動が偏《かたよ》っていて毎日決まった行動を繰り返し、臨機応変に予定外の行動を取れないなどの特徴が見られることもあります。

さらに、音や光、触れられることに対して敏感に反応する感覚過敏が見られます。たとえば、

多くの人には気にならないような街の音もＡＳＤの人には大きく響いて外出ができないなど、社会生活に大きな支障をきたします。感覚過敏を緩和できれば、ＡＳＤの人たちの生きづらさを大きく改善できると指摘され、近年、感覚過敏の問題が非常に注目されています。

以前は、３歳までに社会性やコミュニケーションの障害、興味や行動の偏りがはっきりと見られる場合に限り、自閉症と診断されていました。最近では、言葉の発達の遅れなどコミュニケーション障害があまり認められないアスペルガー症候群なども含めて、ＡＳＤと診断されます。臨床の現場では今、自閉症やアスペルガー症候群よりも、ＡＳＤという用語が一般的に使われているのです。

ＡＳＤは、人口の１％程度の頻度で発症するといわれてきました。それが米国ＣＤＣ（疾病予防管理センター）が２０２１年に出した報告（２０１８年の調査）では、44人に１人と、２％ほどに急増しています。➡6-1その原因は不明ですが、診断基準が広がったことも一因でしょう。

自閉スペクトラム症の「スペクトラム」とは、ほかの疾患や健常者との境界がはっきりしないという意味です。発達障害には、ＡＳＤのほかに、**注意欠如・多動症（ＡＤＨＤ）**、**学習障害（ＬＤ）**という主に三つのタイプがあります。一人の人に複数のタイプの症状が重複して現れるケースもあります（図６－１）。

ＡＳＤは、抗うつ薬や抗不安薬など、ほかの精神疾患用に開発された薬によって症状が和らぐ

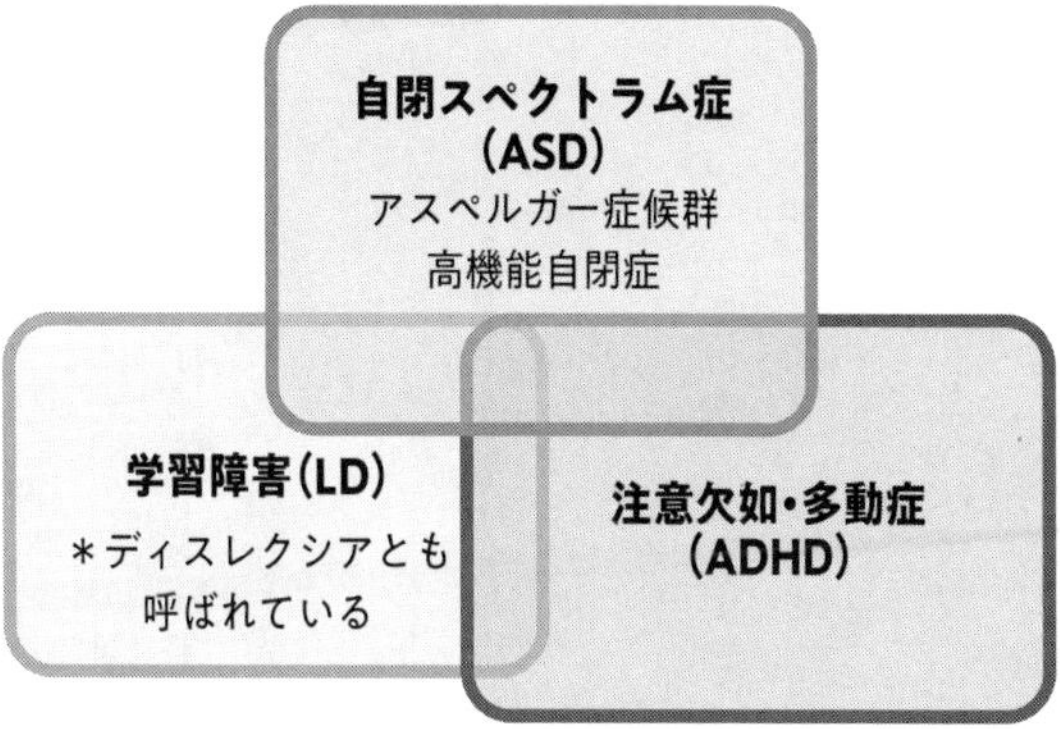

図6-1　発達障害のタイプ分類
現在は大きく分けて3つに分類できると考えられているが、症状が重複して現れるケースもある

場合があります。しかし、それらは対症療法であり、生涯にわたってＡＳＤの特徴が現れることで、大人になっても生きづらさを抱えたままの人が数多くいます。発症メカニズムに直接作用する治療法の開発が期待されていますが、ＡＳＤの原因はよく分かっていません。

ASDの症状を示すモデルマウスが完成

ＡＳＤも、ほかの精神疾患と同様に脳に原因があります。原因解明のために、ＡＳＤの人の脳組織を取り出して調べたり、脳活動を詳細に観察したり操作したりすることは困難です。そのため、ＡＳＤと似た症状を示すモデル動物の開発が、発症メカニズム解明の鍵となります。

モデル動物を作製するには、発症に強く影響するゲノム変異を動物に導入する手法が有力です。

遺伝情報が同一の一卵性双生児の一方がＡＳＤを発症した場合、もう一人も発症する確率が高いため、ＡＳＤは遺伝要因が強いことが知られています。第２章でも紹介されているように、近年、ＡＳＤの発症に強く影響するゲノム変異が見つかり始めています。その中で私たちは、染色体の一部が欠失したり重複したりするゲノムコピー数変異（ＣＮＶ※第２章参照）に注目しています。

染色体の重複で発症する疾患としては、ダウン症が以前から知られていました。顕微鏡による観察で、21番染色体が３本あることが分かります。さらに近年、ゲノムを解読する技術の進展により、顕微鏡による観察では分からなかった、染色体の一部が欠けたり重複したりするＣＮＶが見つかるようになったのです。

ヒトは、父と母からそれぞれ１コピーずつ、２セットのゲノムを受け継ぎます。15番染色体の一部が１コピーに欠失すると統合失調症に、３コピーに重複するとＡＳＤを発症するリスクが高まることが報告されています。

ヒトの15番染色体は、マウスでは７番染色体に相当します。私たちは、技術的に難しい染色体工学の手法を用いて、７番染色体の一部を３コピーに重複させたマウスを作製しました。[6-2]ＡＳＤの人が持つＣＮＶ（15番染色体の15q11-13という領域が重複している）と同じゲノム変異を持つマウスをつくったのです。そのマウスの行動を解析したところ、ＡＳＤと似た特徴を持つことが分かりました。

　私たちが２００９年に発表したこのマウスは、社会性やコミュニケーションの障害、興味や行動の偏りといったＡＳＤのさまざまな特徴を示す、世界でも初めてのＣＮＶモデルマウスだといわれています。

ＡＳＤの感覚過敏はなぜ起こるのか

　ＡＳＤの遺伝要因といっても、親にあるゲノム変異を子どもが受け継ぐとは限りません。実際に、ＡＳＤの発症に強く影響するＣＮＶは、両親のゲノムには変異がなく、子どもだけに見られる**新生突然変異（デノボ変異）**の割合が高いことが分かってきました。

　父親の体細胞にはＣＮＶがなくても、精子の特定の染色体の一部が2セットに増えるケースがあります。その精子と卵子が受精することで、新生突然変異のＣＮＶ重複となるのです。卵子に比べて精子がつくられる数は格段に多く、また父親の年齢が高くなるほど、精子のゲノムに変異が入る確率が高まります。ＡＳＤの発症頻度が増えている原因として、晩婚化の影響も指摘されています。

　かつてＡＳＤは、親の育て方に原因があると言われましたが、それは誤りで、生まれつきの脳機能に原因があることは間違いありません。それでは、私たちが作製したＡＳＤモデルマウスの脳内では何が起きているのでしょうか。

マウスにとってヒゲを介した触覚は環境を知るための重要な感覚情報です。ヒゲで受け取った刺激は、大脳皮質の体性感覚野という部位に伝わり情報が処理されます。そこには、ヒゲ１本ずつに対応した、神経細胞が円筒形に集まった樽（バレル）構造があります。ある１本のヒゲを刺激すると、特定のバレルの神経細胞群が反応して活動（発火）し、周囲のバレルの反応は抑えられます（図６‐２左）。この仕組みにより、高い感度で環境を把握しています。

ところがＡＳＤモデルマウスでは、ある１本のヒゲを刺激しても、特定のバレルだけでなく周囲のバレルも反応してしまうことが分かりました（図６‐２右）。周囲のバレルの活動が抑制されないのです。それにより、周囲のバレルの活動がノイズとなって感覚情報が処理されます。シグナルとノイズの比（Ｓ／Ｎ比）が悪化する感覚過敏が起きているのです。

前述のようにＡＳＤの人では、刺激に対して過敏に反応する感覚過敏がしばしば見られます。そしてＡＳＤの人の脳をｆＭＲＩ（機能的ＭＲＩ）という脳画像法で調べる研究でも、Ｓ／Ｎ比が悪化する感覚過敏が報告されています。

Ｓ／Ｎ比が悪化する感覚過敏は、脳のどのような変化によって起きるのでしょうか。ＡＳＤモデルマウスの脳の体性感覚野の組織を解析したところ、ほかの神経細胞の活動を抑える抑制性細

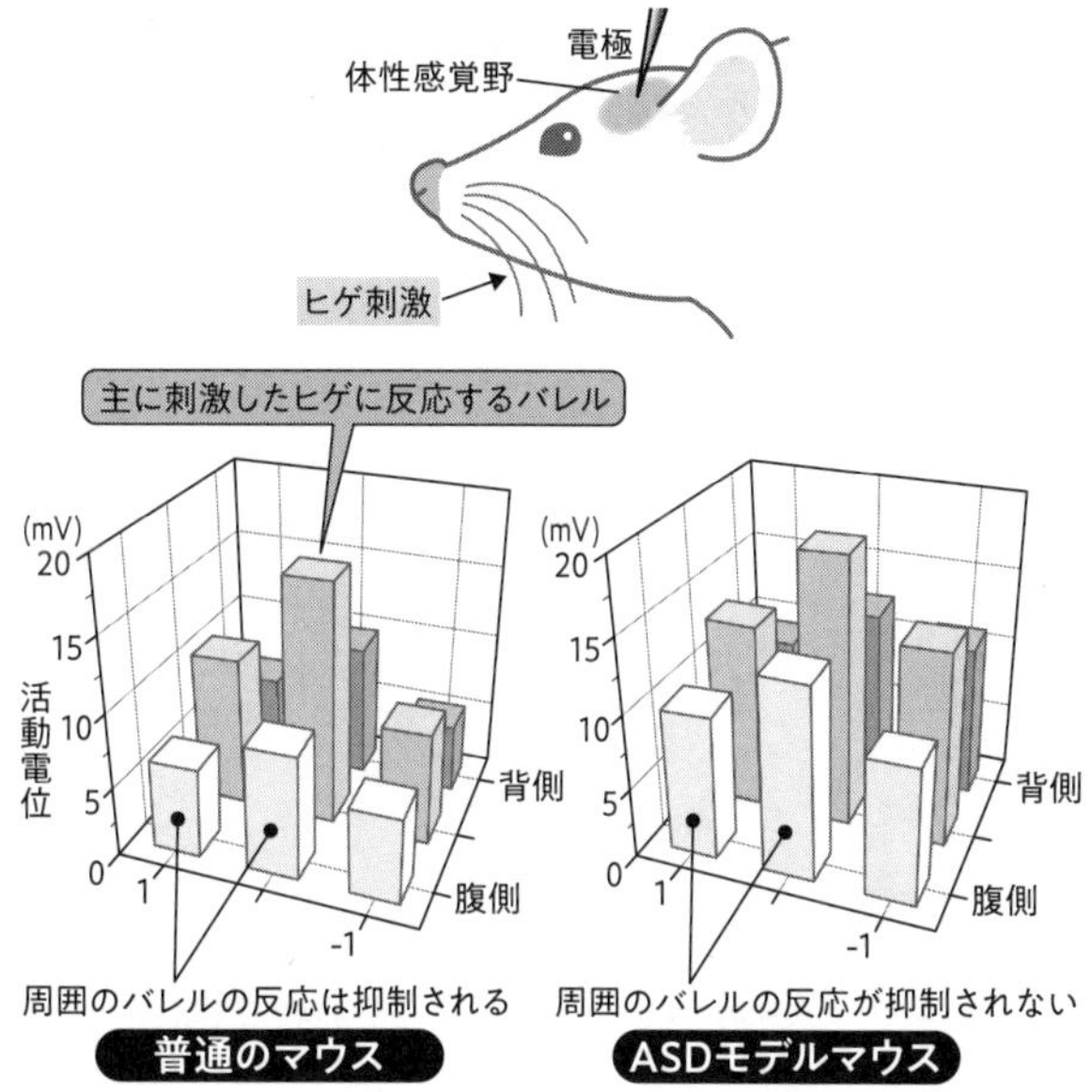

図 6-2　ASD モデルマウスに見られる感覚過敏

ヒゲを刺激すると、そのヒゲ１本に対応した特定のバレル（神経細胞群）が活動する。しかし ASD モデルマウスでは、その特定のバレルの周囲も反応してしまう。これが感覚過敏につながっていると考えられる　＊ Nakai N. et al.,*Sci Adv.*, 2017 より一部改変

胞が減少していました。体性感覚野の電気活動を観察しても、抑制性の入力が減っていました。これが、周囲のバレルの反応が抑制されずにS／N比が悪化する感覚過敏の原因だと考えられます。

　神経細胞には、シナプスで主にグルタミン酸を放出して、それを受け取る神経細胞の活動を促す興奮性細胞と、GABAなどを放出して活動を抑える抑

制性細胞があります。正常な脳の形成には、興奮性と抑制性の神経細胞がバランスよく発達することが必要です。私たちの作製したＡＳＤモデルマウスでは、そのバランスが崩れてしまっているのです。このような興奮性と抑制性のバランスの崩れが、ＡＳＤなど発達障害や精神疾患の一因だと考えられています。ＡＳＤの人では、神経細胞が過剰に興奮して発作を起こす「てんかん」を併発するケースが見られます。これも、興奮性と抑制性のバランスの崩れによって起きると考えられます。

脳内のセロトニンが減少するとコミュニケーション障害が起こる？

ではなぜ、抑制性細胞が減少してしまうのでしょうか。ＡＳＤモデルマウスの脳の活動を調べると、脳幹の**縫線核**《ほうせんかく》という神経細胞群の活動が最も低下していました。そこには、**セロトニン**をつくる神経細胞が集まっていて、脳の広い範囲にセロトニンを放出しています（図６－３）。

ＡＳＤモデルマウスでは、生後間もない時期から縫線核の活動が低下して脳全域でセロトニンの量が減少しています。セロトニンは、神経細胞の活動を抑制したり促進したりする神経伝達物質としてはたらき、気分や記憶、睡眠や認識などの脳機能に関わっています。また、脳の発達期には、神経栄養因子としてはたらきます。

私たちは、ＡＳＤモデルマウスの脳の発達期にセロトニン量を増やすことで、体性感覚野の抑

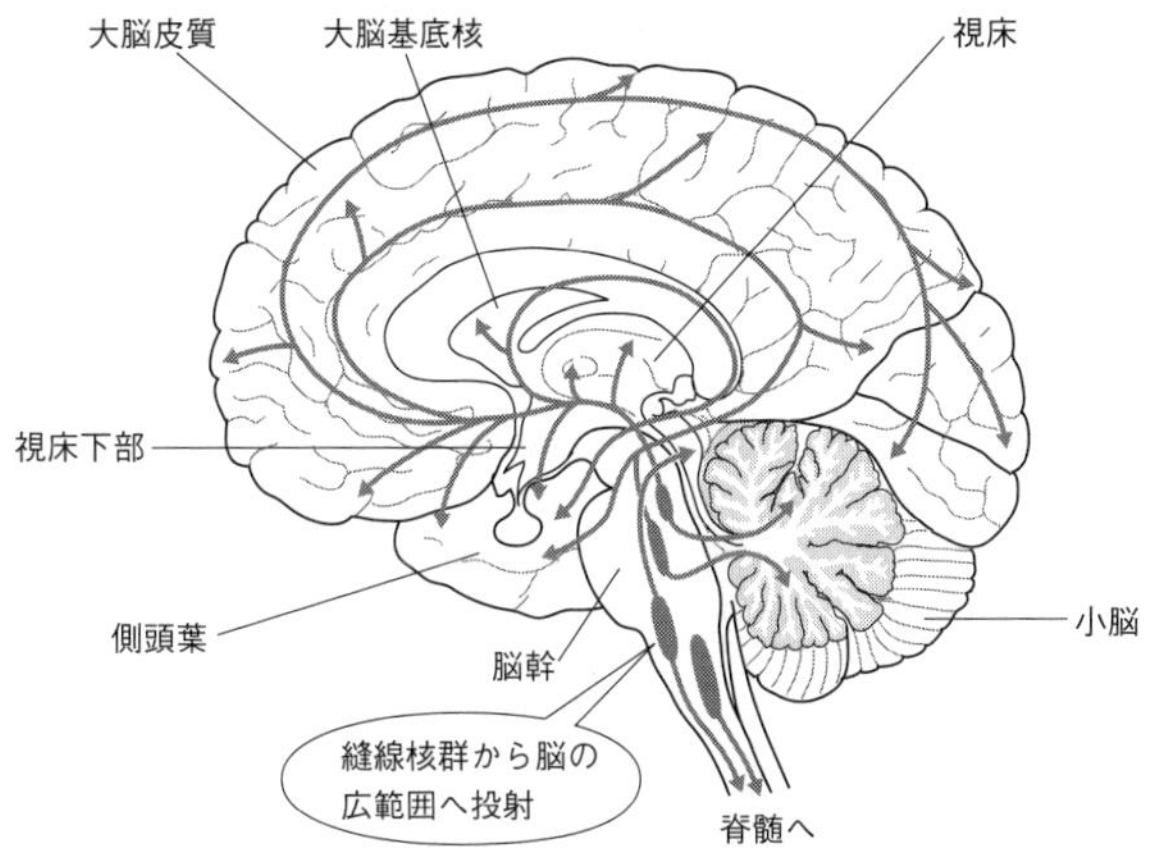

図6-3　セロトニンを脳の広範囲に放出する脳幹の縫線核
縫線核からセロトニンが脳の広範囲に放出される。しかしASDモデルマウスでは、縫線核のはたらきが低下して脳内のセロトニン量も減少している　＊毛内拡『脳を司る「脳」』（講談社ブルーバックス）より

制性細胞の減少による感覚過敏が改善するのではないかと予測しました。

そこで、誕生直後の3日目から21日目の離乳期まで、セロトニンのはたらきを強める抗うつ薬（**SSRI：選択的セロトニン再取り込み阻害剤**）を投与しました。すると、縫線核の活動が高まり、脳全域のセロトニン量が増加しました。そして体性感覚野の抑制性細胞の減少も改善しました。

私たちの実験結果は、15番染色体の一部が重複するゲノム変異が一因となって脳発達期のセロトニン量が減少し、体性感覚野の抑制性細胞が減少して感覚過敏が起きる可能性を示しています。

それでは、脳発達期のセロトニン量の

減少による感覚過敏と、社会性・コミュニケーション障害というＡＳＤの特徴には因果関係があるのでしょうか。

通常、マウスはほかのマウスに興味を持って近づく社会性を示します。しかしＡＳＤモデルマウスは、ほかのマウスに近づいていこうとしません。ところが、生後間もない時期に抗うつ薬（ＳＳＲＩ）を投与すると、ほかのマウスに近づく時間が長くなり、社会性が改善しました。また、鳴き方の発達の遅れ（コミュニケーション障害）も改善しました。社会性・コミュニケーション障害は、感覚過敏によって周囲の状況や相手に関する情報をうまく処理できないことに関係しているのかもしれません。

がんとＡＳＤの意外な共通点とは

ＡＳＤの人に抗うつ薬（ＳＳＲＩ）を投与すれば、モデルマウスと同じように、社会性・コミュニケーション障害が改善するのでしょうか。じつは過去に、ＡＳＤの人にＳＳＲＩを投与して行動の変化を調べた研究がありますが、社会性やコミュニケーションの障害が改善した人もいれば、改善しなかった人もいたそうです。

私たちが作製したＡＳＤモデルマウスでは、セロトニン量が低下して抑制性細胞が少なく、相対的に興奮性細胞の活動が強くなっています。しかし、15番染色体のＣＮＶ重複とは異なるゲノム変異を導入したほかのASDモデルマウスでは、逆に、抑制性細胞の活動が相対的に強くなっている例も報告されています。ASDと診断された人でも、脳内で起きていることは個人ごとに多様なのでしょう。

15番染色体の一部の重複以外にも、ASDの発症に強く影響するCNVが報告されています。私たちは、そのうちの65種類ほどについて、それぞれのCNVを持つ神経細胞やグリア細胞を作製しました。[6-3] それらASDの脳をつくる細胞と同様の性質を示すと考えられる「ASD細胞モデル」において、遺伝子発現やシナプスにどのような変化が起きるのかを調べています。

さらに、これらのCNVをそれぞれ持つ脳オルガノイドを作製しています。オルガノイドとは試験管内で培養したミニ臓器です。CNVの種類ごとに、神経細胞やグリア細胞の割合、神経細胞における抑制性細胞と興奮性細胞の数のバランスに違いがあるかもしれません。最近では脳オルガノイドの脳波も観測されています。CNVの種類ごとに脳波の違いが現れる可能性もあります。

このようなASDの細胞モデルやオルガノイドの解析により、ASDの人の脳で共通して起きている変化や、CNVごとの違いを明らかにしようとしています。

私たちは、65種類のASD細胞モデルのうち12種類について解析しました。すると12種類に共通して機能や発現量に異常が見られる遺伝子が分かってきました。じつは、それらの遺伝子の一部は、がん細胞でも異常が報告されている遺伝子群でした。

なぜ、がんとＡＳＤで共通した特定の遺伝子群の異常が現れるのでしょうか。近年、がんや発達障害・精神疾患、生活習慣病など、さまざまな疾患が炎症と関係していることが分かってきました。炎症によって特定の遺伝子群に異常が現れ、さまざまな疾患の発症原因になると考えられています。つまり、がんとＡＳＤで共通した特定の遺伝子群の異常が現れる一因は、炎症という共通の要因があるからです。

がんでは、異常を示した遺伝子の機能や発現量を制御する治療薬が多数開発され、治療の現場ですでに使われています。がん治療用に開発された既存薬を、ＡＳＤモデルマウスに投与して効果を調べることで、ＡＳＤにも有効な薬を探し出せる可能性があります。

ＡＳＤは、生後の早い段階、乳幼児期から発症します。その時期は、脳の神経回路が柔軟に変化する余地が大きいので、薬の投与によってＡＳＤの症状を根本的に治療できるかもしれません。

ただし、薬には副作用の心配もあるので、乳幼児には薬をなるべく使いたくないところです。私たちは、薬を使わないＡＳＤの新しい予防・治療法の開発を目指しています。

ＡＳＤの原因が潜む「社会性の神経回路」を探す

ＡＳＤの発症メカニズムの解明や根本的な治療法の開発には、発症の主な原因となっている脳部位や神経回路を特定することが重要です。それには、さまざまな行動をしているときの脳活動を高い分解能で観測する必要があります。私たちはバーチャルリアリティーの技術を使ってマウスにさまざまな体験や行動をさせて、そのときの大脳皮質全域の活動を高解像度で観測する独自の装置を開発しました。[6-4]

ほかのマウスがいるとき、普通のマウスは近づいていきますが、ＡＳＤモデルマウスは近づいていきません。そのようなＡＳＤの特徴が表れる行動を示すとき、普通のマウスとＡＳＤモデルマウスの脳活動の違いを調べます。そして、行動と脳活動のパターンの関係をＡＩ（人工知能）に機械学習させることで、特定の行動に関わる神経回路を特定します。

ＡＳＤに関係する脳部位として、多くの研究者が注目しているのが、大脳皮質の**島《とう》皮質**です（図６－４）。

私たちは２０２０年、微小顕微鏡を用いて、マウスの島皮質に社会性に関わる神経細胞があることを発見しました。[6-5] 同じケージ内に、会ったことのないマウスを入れたときの、普通のマウスの島皮質における神経活動を観測しました。普通のマウスは、知らないマウスに近づいて接触します。そのとき活動する神経細胞を島皮質に見つけ、「ソーシャル・オン」と名付けました。逆に、ほかのマウスと接触しないときに活動する細胞「ソーシャル・オフ」も島皮質にはあり

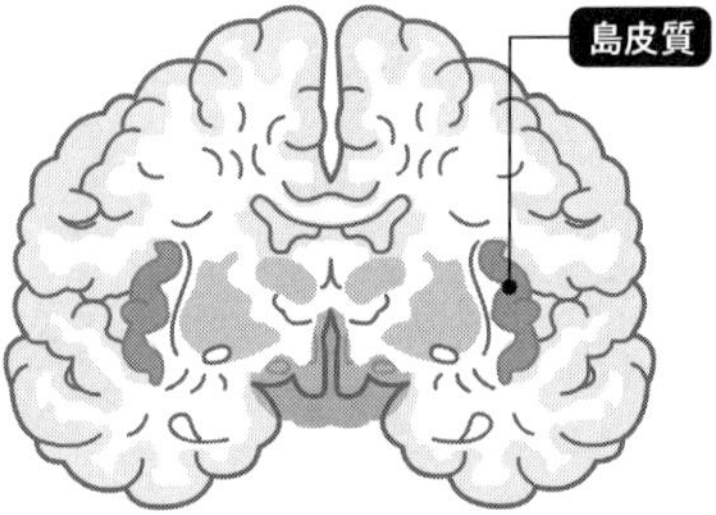

図 6-4　社会性に関わる神経細胞が発見された島皮質
味覚や嗅覚、触覚などの感覚情報が集まる部位。内臓など体内部の感覚や他者への共感、情動（感情）にも関係し、「社会性の神経回路」の中枢を占めている可能性があり、ASD との関連が注目されている

ました。観測した島皮質の神経細胞737個のうち、ソールシャル・オンが168個（22・8％）、ソールシャル・オフが10個（1・4％）でした。

島皮質は、味覚や嗅覚、触覚などの感覚情報が集まり統合される、感覚統合の中枢です。また、内臓など体内部の感覚や他者への共感、情動（感情）にも関係しているといわれています。島皮質は、相手に関する感覚情報を統合して、過去の記憶や感情などと照合し、相手に近づいたり避けたりする社会性に重要なはたらきをしていると指摘されています。島皮質が社会性を実現している神経回路「社会性の神経回路」の中枢を占めている可能性があるのです。

じつは、その島皮質の構造や機能が、ASDや統合失調症を含む精神疾患の患者さんの脳では変化していることが報告されています。

前述のさまざまなマウスの実験装置で、光遺伝学など遺伝子工学を利用した方法を使って神経回路を明らかにする回路遺伝学を組み合わせて、島皮質を含む大脳皮質全域の活動を観測して、ＡＳＤの原因となっている「社会性の神経回路」の特定を目指します。さらに、ＡＳＤモデルマウスの「社会性の神経回路」の活動を操作することで、社会性が改善するかどうかを確かめる計画です。

概日リズムの視点から、薬を使わない治療法の開発を目指す

ＡＳＤの乳幼児に対する新しい予防・治療法として、薬以外の方法を開発したいと私は考えています。ＡＳＤの人では、胃腸や睡眠の障害をしばしば併発します。そこで注目しているのが腸内環境と睡眠です。

まず腸内環境ですが、腸内細菌の集団（腸内フローラ）が精神疾患を含めてさまざまな疾患に関係していることが分かってきました。食事などによって腸内細菌の構成を変えることで、ＡＳＤを予防・治療する方法を開発することを目指します。

次に睡眠ですが、私は脳機能の中でも概日リズムの分子メカニズムの研究を続けてきました。私たちの体をつくる細胞では、約24時間の周期の概日リズムを刻む生物時計が動いていて、ホル

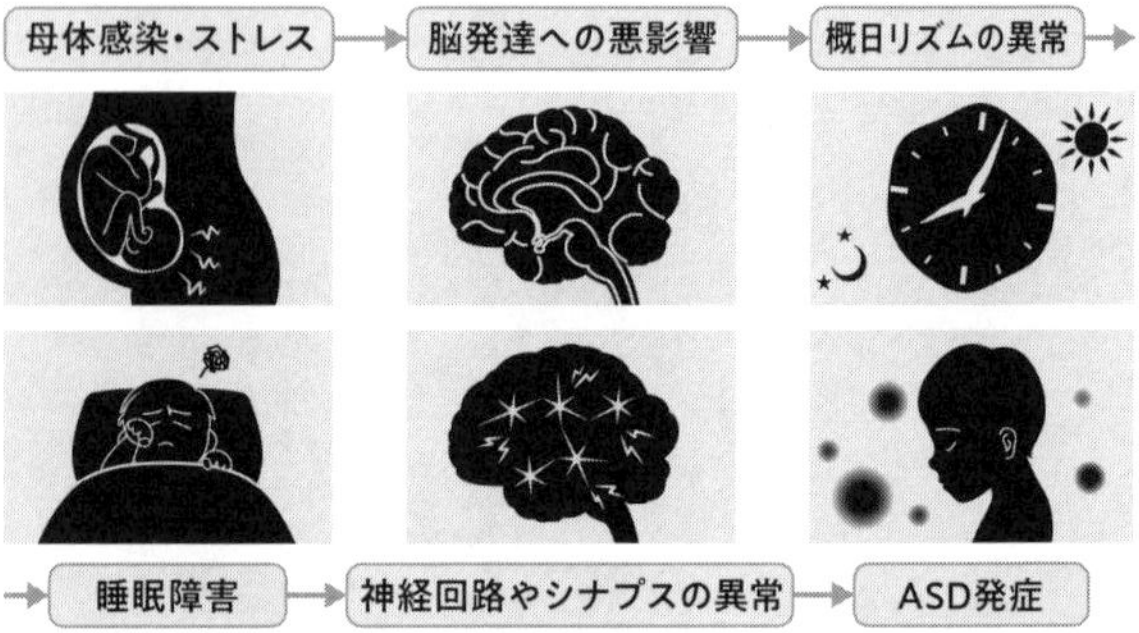

図 6-5　ASD の「生物リズム病」仮説
妊婦がウイルス感染やストレスを受けることで炎症が広がり、胎児の脳発達に影響し、概日リズムや睡眠障害といった影響を経て ASD の発症につながると考えられている

モン分泌や物質代謝、さらに睡眠・覚醒を制御しています。その概日リズムの異常が、睡眠障害やがん、生活習慣病、そして発達障害・精神疾患に関連すると考えられています。

　妊婦がウイルスに感染したりストレスを受けたりすることで炎症が広がり、胎児の脳発達に影響を与えてASDや統合失調症を発症するリスクになるといわれています。それにより胎児の概日リズムに異常が起きる可能性があります。すると生後の赤ちゃんに睡眠障害が起きて、発達期の脳の神経回路やシナプスに異常が起きてASDを発症するという**「生物リズム病」仮説**を立てています6-6（図6－5）。

　統合失調症は、思春期から青年期に発症します。そのころ、大脳皮質が成熟して脳が完成します。その大脳皮質の成熟過程の障害が統合失調症の原因だと考えられます。

一方、ＡＳＤなどの発達障害の特徴は、生後間もない時期から見られます。発達障害につながる最初の変化が起きるのは大脳皮質ではなく、生命維持の中枢であり、成熟が早く進む脳幹だと私は考えています。脳幹には、セロトニンを放出する縫線核などがあります。

セロトニンやドーパミンには、神経細胞の興奮や抑制の強さを調整する機能があります。脳幹の発達不全の影響でセロトニンやドーパミンの量に異常が起き、それらによる調節機能の不具合が発達障害を引き起こす最初の原因になると考えられます。セロトニンやドーパミンは脳の広範囲に放出されます。それらの調整機能の障害の影響が大脳皮質の島皮質などを含む「社会性の神経回路」の発達障害を引き起こし、ＡＳＤの特徴が現れるのでしょう。

私たちがマウスの縫線核からのセロトニン神経投射を調べたところ、視床下部にある**視交叉上核**《しこうさじょうかく》への接続が最も強い投射の一つであることが分かりました。ＡＳＤモデルマウスでは、縫線核の活動が低下してセロトニン量が減少していることを紹介しました。すると、視交叉上核の発達に大きな悪影響が出るはずです。

視交叉上核こそが、概日リズムをつくり出す中枢です。そこに障害があると、生まれてきた赤ちゃんに睡眠障害が起きる確率が高まります。ただし、睡眠障害が脳の神経回路やシナプスの発達に具体的にどのような影響を与えて、ＡＳＤの原因になるのかは未解明です。

私たちは今後、ヒトASDモデル細胞を、マウスの脳に移植する実験を予定しています。それにより、脳発達のどの時期、どこの脳部位で神経回路やシナプスに障害が起きるかを調べます。そのような実験によって、睡眠障害とASDの因果関係も分かってくると期待しています。

じつは、ASDが生物リズム病であるという仮説は、小児科医で小児神経学が専門の瀬川昌也博士（1936~2014年）が主張され、ASDの子どもに適切な睡眠をとらせることで、社会性も改善することを指摘されていました。

私は、ASDと概日リズムの両方を専門とする世界でも数少ない研究者の一人です。これまでの両分野の研究を基盤に、ASDのヒト細胞モデルや脳オルガノイド、バーチャルリアリティーを使ったマウスの実験装置などを駆使して、ASDの「生物リズム病」仮説を検証し、睡眠の視点からASDを予防したり治療したりする新しい手法の開発を目指していきます。

第７章

脳研究から見えてきた注意欠如・多動症（ADHD）の病態

——最新知見から発達障害としての本態を捉える

国立精神・神経医療研究センター　精神保健研究所　知的・発達障害研究部　部長●岡田　俊《たかし》

落ち着きがない、待つのが苦手……どこからがADHDなのか
——移り変わってきた診断基準

注意欠如・多動症（ADHD）の人は、知的障害のない人であれば同じ年齢の人と比べて、知的障害のある人であれば同じ発達段階の人と比べて、注意が散漫だったり、落ち着きがなく、待つことが苦手だったりすることで、日常生活に困難を抱えています。ただし、ADHDがどのよ

うな状態であるのかという概念や診断基準は、時代とともに移り変わってきました。

ＡＤＨＤが最初に記載されたのは、１８４５年に医師でもある絵本作家が著した子どもの記載でした。そこには、今でいうＡＤＨＤの子どもの様子がこのように描写されています。

やがて　もぞもぞ　しはじめて
それから　いすを　がたがたいわせ
それから　あしを　ばたばたさせて
もじもじ　ごそごそ　おちつかず
まえや　うしろに　いすを　ゆらす

〔ハインリッヒ・ホフマン：著、佐々木田鶴子：訳『もじゃもじゃペーター』１９８５年、ほるぷ出版刊〕

医学的には１９０２年、英国の医学誌『ランセット』に掲載されました。[7-1] しかし、その病態が明らかになったわけではありません。当時ＡＤＨＤは、脳の損傷や炎症に伴う疾患だと考えられました。しかし、そのような明確な損傷や炎症は明らかになりません。そのため、目に見えない原因による機能障害という意味で、今でいうＡＤＨＤのことを微細脳機能障害（minimal brain damage）と呼ぶ時代が長く続いたのです。

たしかに後で紹介するように、ＡＤＨＤの人の脳のはたらき方は、ほかの多くの人と比べて相対的に違います。しかし、ＡＤＨＤがある人に共通して脳の損傷や炎症が関連しているという証拠はいまだないのです。

１９６０年代以降は、精神疾患を客観的に評価できる「症状」に基づいて診断するようになりました。日本でも広く使われている米国精神医学会の「精神疾患の診断・統計マニュアル」の第５版（ＤＳＭ－５／２０１３年）からは、ＡＤＨＤは神経発達症群の一つに位置付けられています。**神経発達症群**は、通常の発達（**定型発達**）とは異なる特徴を持ち、そのために日常生活上の困難をきたす状態を言い、知的能力障害、自閉スペクトラム症、限局性学習症、協調運動症などが含まれます。神経発達症は、人生の早い段階から始まり、生涯にわたってその特性が持続しうると考えられています。日本で「発達障害」と言い習わされる障害群と神経発達症群は概ね重なり合うと考えていいでしょう。

ＡＤＨＤの診断に必要な症状の項目の中には、誰でも経験していそうな事柄が多くあります（図７－１）。では、どこからがＡＤＨＤで、どこからが定型発達なのでしょうか。重要なことは、症状が①12歳以前から、②特定の場面だけではなくて学校、家庭、職場などの複数の場面で、③発達水準と比べて顕著に認められ、④日常生活に支障をきたすほどなのかどうか、です。

どれくらいの人たちがＡＤＨＤと診断されているのでしょうか。小学校に通う学童期における

12歳以前から、学校、家庭、職場などの複数の場面で持続する、発達水準に不相応な以下の症状について、どちらか一方または両方が、6項目以上（17歳以上は5項目）該当。

〔不注意〕

- 学業や仕事のミスが目立つ
- 課題や遊びに注意が持続しない
- 話しかけられていても聞いていないよう
- 学業や用事をやり遂げられない
- 課題や活動を順序立てて行うのが苦手
- 精神的な忍耐を要することを避ける
- 課題や活動に必要なものをよくなくす
- 外からの刺激で容易に注意をそらされる
- 毎日の活動を忘れてしまう

または
および

〔多動性-衝動性〕

- 手足をそわそわ動かす
- 教室でよく席を離れたりする
- 走り回ったり、高いところに登る
- 静かに遊べない
- じっとしていない
- おしゃべりが目立つ
- 出し抜けに答える
- 順番を待つのが苦手である
- 人の話やゲームに割り込む

そして、その症状が社会的、学業的、または職業的機能を妨げる、質を低下させている場合に、ADHDと診断される。

図 7-1　ADHD はどのように診断されるか
＊米国精神医学会「精神疾患の診断・統計マニュアル　第５版（DSM-5）」をもとに作成

有病率（一般人口に占める診断しうる人の割合）は３〜７％で、男児のほうが女児よりも３〜５倍高いと考えられています。一方、大人では２・５％程度であり、男女比はおよそ１対１です。つまり、およそ20人に１人の子ども、40人に１人の大人がＡＤＨＤと診断されうるというわけです。このようにＡＤＨＤはごくありふれた病気であり、それだけの人が何らかの支援を受ける必要性があるかもしれないのです。

２００５年に日本では「発

達障害者支援法」が施行されました（2016年改正）。知的能力障害や明確な自閉スペクトラム症特性のある子どもには、療育《りょういく》と呼ばれる発達支援が行われてきました。しかし近年、発達障害には、ADHDや限局性学習症などがあるけれども知的障害のない子どもたち、さらには大人に至るまで、幅広い当事者がいると認識されるようになりました。発達障害者支援法は、そうした幅広い発達障害特性のある人々に対し、ライフステージに合った生涯にわたる支援を行う必要性とその義務を明示しました。ADHDも発達障害の一つなので、生涯にわたってどのような支援が必要かという視点が重要となるのです。

子どものADHDは大人になると治るのか？

先ほど、ADHDの有病率は、学童期の子どもで3〜7％、大人では2・5％程度であると書きました。では、大人になると半数の子どもたちは治ったのでしょうか。ADHDと診断された128人の子どもたちを、調査当時の診断基準（DSM-Ⅲ-R）で4年間にわたり5回評価した海外の調査によると、[7-2] 18〜20歳までに当てはまる項目が減ることで、6割の人たちが診断基準を満たさずADHDと診断されなくなりました。ただし、5つ未満の項目の症状が残るという少し厳しい基準では、「症状がなくなった」と言える人は4割弱に減ります。6割以上の人たちはかなりの症状が残るのです。さらに、日常生活への支障が軽減しているという人は1割を切ります。9割以上の人たちでは、成人になっても日常生活での困難を抱えた状態が続くのです。
つまりＡＤＨＤは、症状こそ軽くなることがあっても、何らかの日常生活の困難は続くということが明らかになり、生涯にわたって持続する神経発達症の一つと考えられるようになったのです。

しかし、これとは矛盾するかのような報告が出てきました。

ある都市や地域で一定の期間に生まれた子どもを大人になるまで追跡し、ＡＤＨＤ診断や症状の有無を調べるという息の長い貴重な研究データです。その結果分かったことは、子どものときにＡＤＨＤと診断された人のうち、大人になった時点でＡＤＨＤと診断しうる人は6人に1人にすぎないということです。一方、大人になってからＡＤＨＤの症状に当てはまる人が多くいるのですが、そのうち子どものときからＡＤＨＤ症状のある人、すなわちＡＤＨＤと診断しうる人はごくわずかである、というのです。同じような結果が、ブラジル[7-3]、ニュージーランド[7-4]、イギリス[7-5]から同時期に公表されました。

これは混乱する話です。「ＡＤＨＤの多くは生涯にわたる神経発達症だ」という前提が覆ってしまうのです。一方、子どものときにＡＤＨＤではないのに、大人になってからＡＤＨＤの症状が出現するというのはどういう人たちなのでしょう。

この問いに答える2つの研究が出てきました。まず、子どもから大人までＡＤＨＤ診断が持続するかどうかを決める要因について調べた研究です。結果として、ＡＤＨＤの症状が重篤であったり、うつ病や行動上の問題を伴ったりしていて、医療的な支援を必要とする子どもは大人まで持続する人が多いという結果でした。[7-6] このことは、私たちのような医師が出会う医療を受けている子どもは、大人まで症状が持続することが多いということを意味します。言い換えると、現在用いられている診断基準は非常に特性が軽い人までを幅広く診断しうるように診断の敷居が低く設定されていて、誰もが支援を必要としているわけではありません。その中の症状の重い子どもや併存する精神疾患や行動上の問題のために治療を要する人は、これまで考えられているように大人まで持続するということが多い、ということです。

　次に、大人になってから症状が出るというケースについては、ＡＤＨＤでない子どもを追跡した米国の研究から明らかになりました。[7-7] もともとＡＤＨＤではない子どもが他の精神疾患を伴ってくると、見かけ上、ＡＤＨＤの診断基準を満たすような症状を呈するというのです。男の子の場合には、アルコールやマリファナなどの物質使用障害に伴う症状、女の子の場合には社交不安症などの不安症群に伴う症状が多く見られました。つまり、他の精神疾患によるＡＤＨＤ様の症状を除外して生育歴をきちんと評価しなければ、ＡＤＨＤを過剰診断する可能性があるのです。

　現在の診断基準は、ＡＤＨＤと診断して支援や治療を受けることが有益である可能性がある人を含む幅広いものです。そのうち、生涯にわたってＡＤＨＤの症状が見られる人もいます。これこそが本質的な（神経発達症としての）ＡＤＨＤなのです。成人まで持続するＡＤＨＤは、ブラジルの研究では調査した集団の１・１％、ニュージーランドの研究では０・３％、イギリスの研究では２・６％ということになります。しかしながら、症状に基づく診断だけでは、この人たちを最初から見極めることは困難なのです。ＡＤＨＤの本質を見極めていくには、脳科学の側面からのアプローチが大切だといえます。

ＡＤＨＤはなぜ生じるのか？　４つの仮説

（１）実行機能の障害　――目標達成のために計画的に行動できない

ＡＤＨＤの原因として、米国の心理学者バークレーらは１９９０年代に**実行機能障害仮説**を提唱しました[7・8]。これは、目標を達成するための計画を立て、その計画に従って行動する機能に支障があるという仮説です。実行機能は、企業の最高経営責任者（ＣＥＯ）にもたとえられ、ある課題の達成のために行動を指令したり制御したりするはたらきをしており、主に脳の前頭前野によって司られています。実行機能に障害があると、目標がなかなか定まらず、目標を達成するための計画もうまく立てられません。さらに、目標以外のことに気を取られて遅刻するなど、行動の抑制がうまく効かず計画的に行動することが難しくなります。

実行機能を調べる研究手法は多様です。ＡＤＨＤ症状と実行機能の課題成績の相関の強さはさまざまで、実行機能障害だけですべてのＡＤＨＤ症状を説明することは困難であることも明らかになっています。

（２）報酬系の障害　——目の前の気になることを優先しがち

英国の心理学者ソヌーガ・バークらは、２００３年にＡＤＨＤにおける報酬系障害の存在を指摘しました。[7-9] **報酬系**とは、より多くの報酬や快が得られるように行動を選択する脳の仕組みで、脳の深いところにある大脳辺縁系の**側坐核**《そくざかく》などが関係しています。中でもＡＤＨＤで機能障害があると言われているのは、報酬遅延の嫌悪です。分かりにくい表現なので、詳しく説明しましょう。

同じ報酬を得ることができたとしても、その価値は報酬を与えられるタイミングによって変わってきます。いま直ちに与えられる報酬に比べて、報酬が得られる時期が先になるほど、その報酬の主観的な価値が下がっていく（割り引かれていく）のです。報酬系に障害があるとその報酬の割引率が大きくなり、将来得られる報酬の価値をとても低く評価して、その行動を選択しないようになります。言い換えれば、先の報酬を待つことができず、目の前の報酬を優先して選択してしまうのです。

報酬系の障害があると、将来の何かを達成するためにこつこつ活動するより、いますぐに目の前の気になることを優先してしまいます。また、待っている時間が耐えられなくて他の行動を始めてしまい、もともとやっていたことを忘れてしまったりします。ソヌーガ・バークは、実行機能と報酬系の障害を並列に位置づけた**二重経路モデル**を提唱しました。

（3）小脳機能の障害 ——時間感覚がずれて、待てない・落ち着きがない・不注意となる

さらにソヌーガ・バークは、2010年に実行機能と報酬系に加え、小脳機能の障害を並列に位置づけた関係、**三重経路モデル**を提唱しました。[7-10] 小脳は、平衡感覚や運動機能に関わることが以前から知られていましたが、最近ではさまざまな認知機能にも関わっていることが分かっています。

その認知機能の一つが時間感覚です。同じ間隔で鳴るブザー音に合わせてボタンを繰り返し押してもらい、ブザー音が消えた後もできるだけ同じ間隔でボタンを押すように求める課題を行います。そうすると、ＡＤＨＤの人ではボタン押しの間隔（タイミング）のずれが、定型発達者に比べて大きいというのです。会話をするにしても話のタイミングが大切ですし、普段過ごしているなかでも、私たちは時間の経過について知覚しています。このような時間感覚のずれが、待てない、落ち着きがない、不注意といった症状に関係しているというのです。

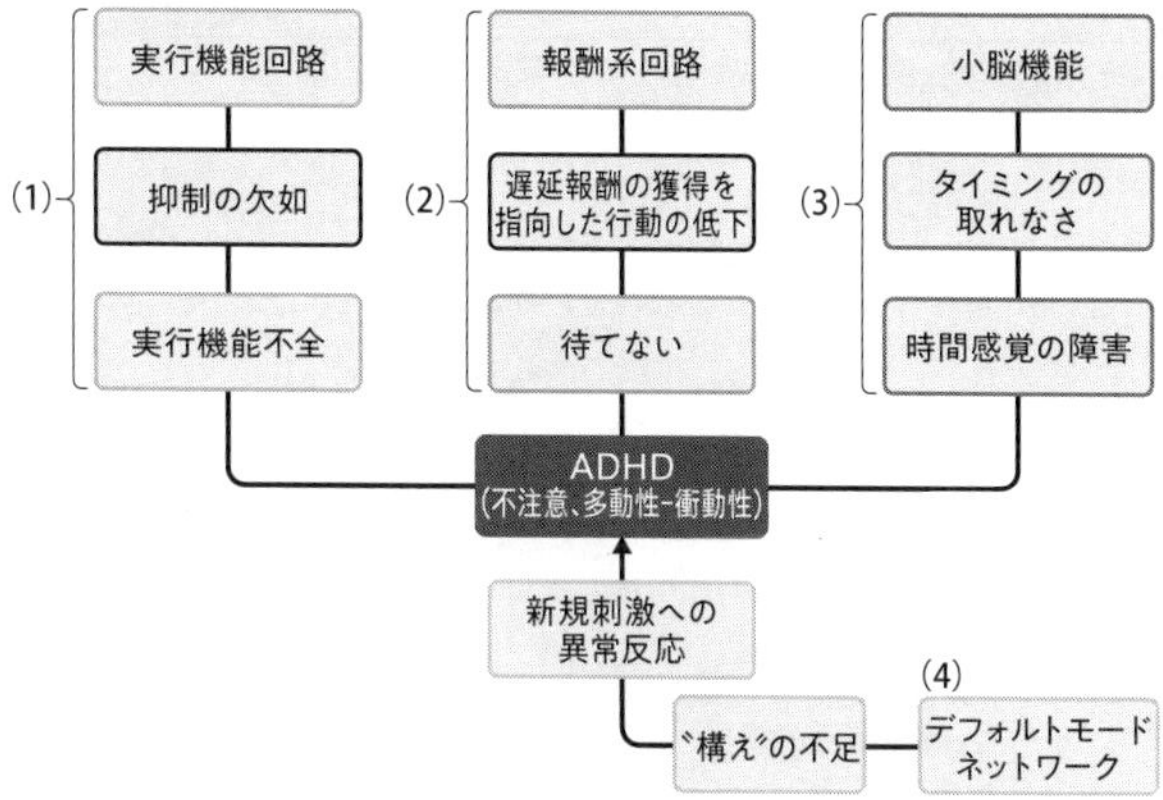

図 7-2　ADHD の原因として考えられている４つの仮説
ADHD 症状の背後にある脳機能は互いに関連していて、その人によってどの機能障害があるかは異なると考えられる　＊ Sonuga-Barke E., *Neurosci Biobehav Rev.*, 2003/Sonuga-Barke E. et al., *J Am Acad Child Adolesc Psychiatry.*, 2010/Helps S.K., *BrainRes.*, 2010 をもとに作成

（４）デフォルトモードネットワークの障害 ——新しい刺激に過剰に反応する

さらに、**デフォルトモードネットワーク**がＡＤＨＤに関係しているという指摘もあります[7-11]。人間の脳は、何も考えていないとき（安静時）でも、脳の複数の領域が同期して活動していることが知られています。それら複数の領域で構成されるデフォルトモードネットワークの活動により、新しい刺激に対して備える〝構え〟をつくることで適切に反応できます。しかし、ＡＤＨＤの人はデフォルトモードネットワークの活動が低いために構えが不十分で、新しい刺激に対して過剰に反応してしまうというのです。

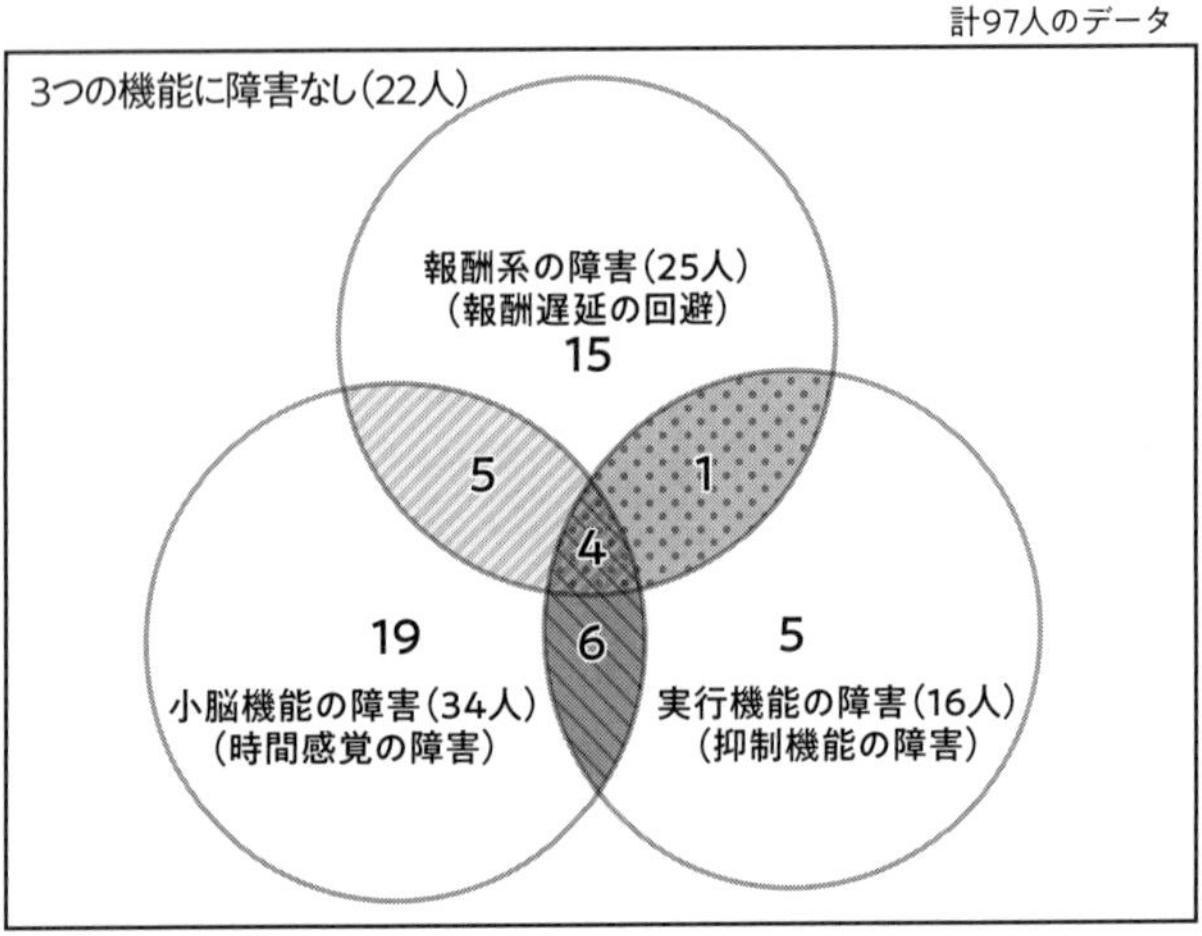

図 7-3　ADHD と診断された人でも障害のある機能はさまざま
ADHD と診断された 97 人の調査。人によって障害のある機能は異なり、中には上記の 3 つの機能に障害が認められない人も 22 人いた
＊ Sonuga-Barke EJS, *J Am Acad Child Adolesc Psychiatry.*, 2010 をもとに作成

ＡＤＨＤに関連しているとされる脳の機能は独立に存在しているわけではなく、互いに関連しています（図７－２）。また、ＡＤＨＤの一人一人の当事者に、指摘されているようなすべての脳の機能障害があるわけでもありません。さらに言えば、これらのいずれの障害もないＡＤＨＤの方もいるのです。

ソヌーガ・バークが、ＡＤＨＤと診断された97名について、実行機能、報酬系、小脳機能を心理学的な実験で調べたところ、人によって障害のある機能はさまざまでした（図７‐３）。さらに、３つの機能に障害が認められない人も22人いました。つまり、これらの人には、デフォルトモードネットワークの障害があるのかもしれませんし、さらに別の機能障害があるのかもしれません。

ＡＤＨＤと診断された人たちには、注意欠如や多動性‐衝動性という共通した症状が見られますが、それを引き起こしている原因には、さまざまな脳機能が関係している可能性があります。ＡＤＨＤは性質の異なる複数の病態の集まりだと考えられるのです。

脳の容積や機能が変化する　――ADHDの脳を神経発達から読み解く

ＡＤＨＤをもつ人の脳の各部位の容積を調べたり、機能的ＭＲＩのように脳の機能を調べたりする研究がさまざまに行われてきました。それらは、これまでに述べてきたような脳機能の障害に関連する脳の部位の容積が低下していることや、脳活動が低下していることを報告しています。しかしこれまで見てきたように、ＡＤＨＤでは発達とともに状態が変化しうることが知られているので、脳容積や脳機能についても発達とともにどのように変化しているのかを追跡することが重要であると考えられるようになりました。

７歳から13歳まで経時的にＭＲＩで大脳皮質の厚みを調べた研究によると、ＡＤＨＤの子どもは定型発達の子どもに比べて、皮質の厚みが成長に伴って最大になるまでにおよそ３年の遅れがあり、とくに前頭前野の発達の遅れが顕著であることが分かりました。これは前頭前野が主に司る実行機能の障害仮説を裏付けるものです。

　学習や報酬の予測などとの関係が近年注目されている**尾状核**《びじょうかく》という部位や、小脳の容積の経時的な変化をＡＤＨＤと定型発達で比べた研究によると、どちらの脳領域も子どものときはＡＤＨＤでは低容積で、尾状核は20歳までに発達の差がほとんどなくなるのに対して、小脳の容積の差はさらに開きます[7-12]。そのことが、大人になってからの日常生活の機能障害の程度と関連しているという研究結果もあるのです。

　子どものＡＤＨＤの障害仮説は、実行機能を中心に構築されてきました。しかし、大人のＡＤＨＤに関する知見は、むしろ小脳に関連した確かな知見が蓄積しています。たとえば先ほど説明した小脳機能（タイミング）の障害ですが、これはＡＤＨＤの成人だけではなく、ＡＤＨＤと当事者の第一度親族（両親や子ども）においても同じように認められることが分かっています[7-13]。このことは、小脳機能がＡＤＨＤとの遺伝的要因に関連する病態である可能性が考えられるということなのです。

問題行動の減少や適切なスキルを身につけるための「心理社会的治療」

　ＡＤＨＤの治療は、大きく心理社会的治療と薬物療法に分けられます。**心理社会的治療**とは、

ＡＤＨＤの当事者が暮らしやすいように当事者や周囲の人がＡＤＨＤの特性を理解し、環境面で可能な工夫をしたり、当事者が日常生活におけるスキルを身につけたり、メンタルヘルスを良好に保つための心理療法を行うことなどを言います。

代表的なものが、**親子相互交流療法**（Parent-Child Interaction Therapy：ＰＣＩＴ）です。これは2歳から7歳の子どもを対象にしたもので、プレイルームで親子に遊んでもらい、隣接した観察室にいる治療者がトランシーバーで親にライブコーチングを行う治療法です。子どもの行動上の問題の減少や、養育者の適切な養育スキルの獲得に有用であることが知られています。また、ＡＤＨＤの子どもの行動のうち、好ましい行動を増やし好ましくない行動を減らすために養育者がよりよい対応を学ぶための集団プログラムがあり、**ペアレント・トレーニング**と言います。

大人のＡＤＨＤの場合には、併存する抑うつや不安に対して、認知行動療法が実施されます。しかし、これらの心理社会的治療でも十分な効果が得られず、日常生活への支障が大きい場合には薬物療法との併用が検討されます。

薬物療法が効く仕組みとメリット・デメリット

ＡＤＨＤの発症は、遺伝と環境の相互作用であることが明らかになっています。ＡＤＨＤの発症には多くの遺伝子が関与するとされていますが、その中には神経伝達物質のドーパミンの産生、ドーパミンの**シナプス間隙**（神経細胞から他の神経細胞へのシグナル伝達の場であるシナプスのすき間）への放出、ドーパミンの受容体に関わるものがあります。ＡＤＨＤの人の脳内では、大脳皮質下におけるドーパミンのはたらきが低いことが知られています。また、神経伝達物質であるノルアドレナリンのはたらきが低いことも分かっています。

現在、ＡＤＨＤの治療薬として使用されているのは、メチルフェニデート徐放錠、リスデキサンフェタミン、アトモキセチン、グアンファシン塩酸塩徐放錠という4つの薬剤です。

メチルフェニデート徐放錠は、ドーパミントランスポーターの阻害薬です。トランスポーターは「輸送体」とも訳されます。**ドーパミントランスポーター**は、シナプス間隙に放出されたドーパミンやノルアドレナリンを細胞内に取り込む役割があり、ドーパミントランスポーターを阻害することでシナプス間隙のドーパミンやノルアドレナリンの濃度が増えます。つまり、ドーパミンやノルアドレナリンの作用を強めます。

リスデキサンフェタミンは、血液中で加水分解され、活性体であるｄ－アンフェタミンになり、ドーパミントランスポーターの阻害だけでなく、細胞内にあるシナプス小胞へのドーパミン、ノルアドレナリンの取り込みを阻害します。そのため、細胞内のドーパミン、ノルアドレナリン濃度が上昇し、トランスポーターの逆輸送によって、シナプス間隙へのドーパミンやノルアドレナリンの放出が増加するのです。

ひとことで言えば、メチルフェニデート徐放錠、リスデキサンフェタミンは、シナプス間隙のドーパミン、ノルアドレナリン量を増加させる薬です。これによって脳の前頭前野におけるノルアドレナリン量が増加することで実行機能が改善するだけではなく、報酬系を司る脳の側坐核（ドーパミントランスポーターが高密度に存在している）のドーパミンが増加することで、報酬系の機能を改善させるのです。

アトモキセチンはノルアドレナリントランスポーターの阻害薬です。前頭前野のシナプス間隙におけるノルアドレナリンの濃度を増加させ、実行機能を改善しますが、ドーパミントランスポーターには作用しないので側坐核のドーパミンは変化させません。

グアンファシン塩酸塩徐放錠は、終日にわたって効果があるように設計されています。グアンファシンは、前頭前野の錐体細胞の後シナプスに存在するα２Ａという受容体を活性化し、その作用によりシグナル伝達を増強させる効果があります。この薬剤もシナプス間隙におけるドーパミン濃度を変化させないので、報酬系に対する作用を持ちません。

このように見ると、メチルフェニデート徐放錠とリスデキサンフェタミンは実行機能と報酬系を、アトモキセチンとグアンファシンは実行機能を改善させることで、ＡＤＨＤ症状を改善するわけです。前者を**精神刺激薬**、後者を**非精神刺激薬**と言います。精神刺激薬のほうが効果が強いですが効き目の持続は半日程度で、非精神刺激薬は弱いけれど終日にわたる効果が期待されます。

報酬系に対する作用は、その薬剤が依存性を持つという点では明確なデメリットがあります。しかし、メチルフェニデート徐放錠もリスデキサンフェタミンも、薬剤の血液中の濃度の変化は緩やかです。このことは、服用後の多幸感、薬の血液中の濃度が下がるときの薬剤への渇望をもたらしにくいといったメリットがあり、安全性を高める工夫となっているのです。

報酬系に対する作用は、行動療法の効果を高める可能性もあります。ＡＤＨＤの子どもでは、金銭などの報酬価の高い報酬には動機づけられますが、報酬価の低い報酬には動機づけられないことが知られています。[7-14] しかし、精神刺激薬の服用によって報酬系の機能が高まると、以前より低い報酬価の報酬にも動機づけられやすくなる可能性があるのです。このことは、たとえば日常的な報酬である賞賛のことばや笑顔などのフィードバック、誇らしさなどによって動機づけられやすくなることを意味します。行動療法と薬物療法は、互いにその効果を高め合いうるものなのです。

ＡＤＨＤの人が得意なこと、苦手なこと

ＡＤＨＤの診断基準を見ると、本人の不得意なことをリストにしたようになっています。しか

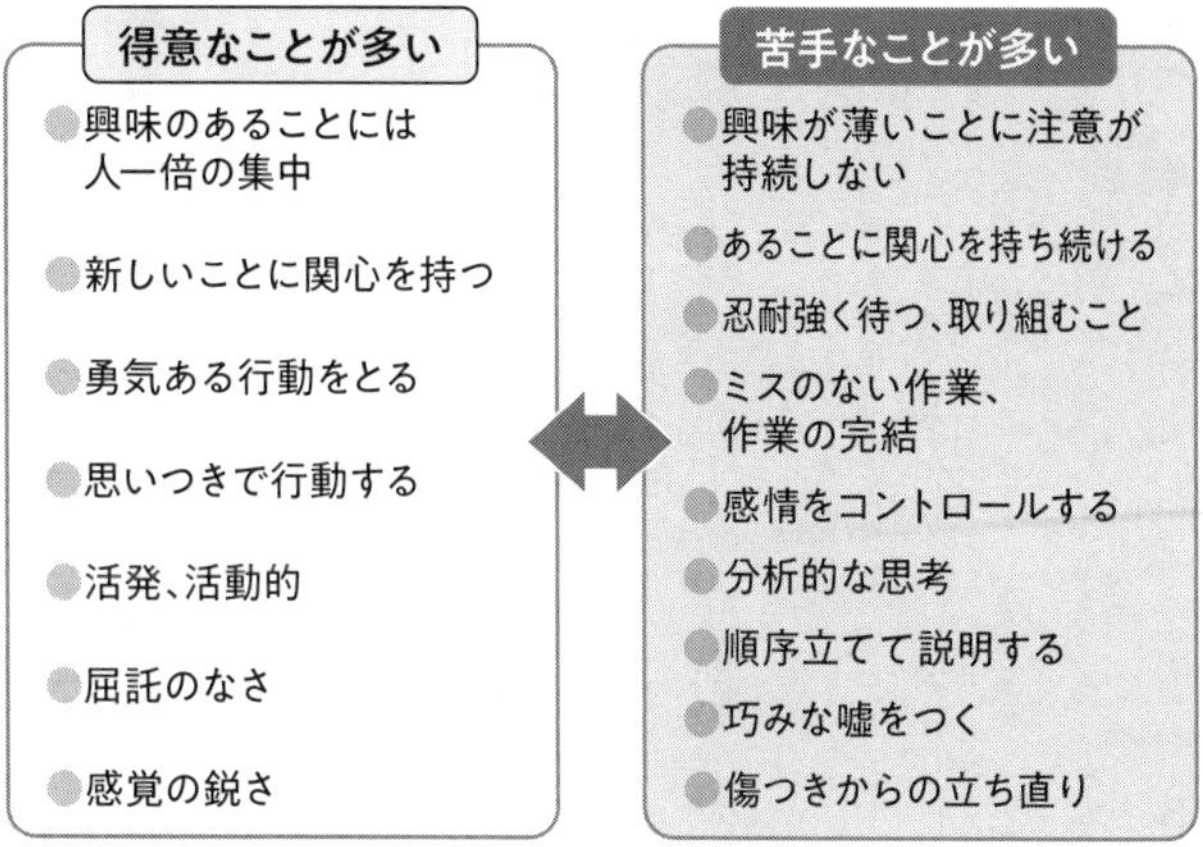

得意なことが多い		苦手なことが多い
●興味のあることには 　人一倍の集中	⬌	●興味が薄いことに注意が 　持続しない
●新しいことに関心を持つ		●あることに関心を持ち続ける
●勇気ある行動をとる		●忍耐強く待つ、取り組むこと
●思いつきで行動する		●ミスのない作業、 　作業の完結
●活発、活動的		●感情をコントロールする
●屈託のなさ		●分析的な思考
●感覚の鋭さ		●順序立てて説明する
		●巧みな嘘をつく
		●傷つきからの立ち直り

図7-4　ADHDの人が得意なこと、苦手なこと
さまざまな特性があるので、環境次第で有効に活かせることもある

し、実際には苦手なことばかりではありません（図7－4）。たしかに多くのことに対しては集中してやり遂げることが難しいですが、特定の興味のあることには過集中で、あっという間に完遂してしまいます。また、新しいことに関心を持ちやすく、診断基準に達しない程度のＡＤＨＤ特性であれば、むしろ職業などで有効に活かしている人もいます。

勇気のある行動をとったり、思いついたことを行動に移すのも得意ですが、その際のリスクを評価して慎重に事を運ぶのは苦手です。素直で屈託がないですが、傷つきやすいところもあります。

このように見てみると、ＡＤＨＤの特性というのは、環境によって適応的にも、不適応的にもはたらきうるもので、それだけに心理社会的治療が大切なのです。

薬物療法がもたらす主観的体験の変化にも注目する

前述したように、ＡＤＨＤ治療薬を服用すると、シナプス間隙におけるノルアドレナリンやドーパミンの濃度が高まり、不注意や多動性－衝動性といったＡＤＨＤ症状が軽減します。しかしその改善は、脳機能が正常化することと同じではないので注意が必要です。「ケンブリッジギャンブリング課題」というものを用いた研究があります。[7-15] この課題は、赤あるいは青色の計10個の箱のうち、どちらの色の箱に黄色いトークンが隠れているかを当てる課題です。赤と青の比率は、ステージにより９：１、８：２、７：３、６：４と変わり、当たりやすさが異なります。そのような状況の下で、参加者は自分の判断で賭ける額を決めるのです。当たりの色を選ぶことができればその得点が得られますが、選べないと得点を失います。

定型発達の子どもの場合は、当たりやすいと考えられるときには賭ける額を大きくし、当たりにくいときには賭ける額を小さくします。一方、ＡＤＨＤの子どもは、当たる確率によらず同じように賭けてしまい、リスクに応じた意思決定をすることができません。しかし、メチルフェニデートを服用しているときには、リスクのある状況では定型発達の子どもと同程度に賭ける額を小さくするとされています（図７－５）。ただし、ここで重要なことは、「リスクに応じた意思決

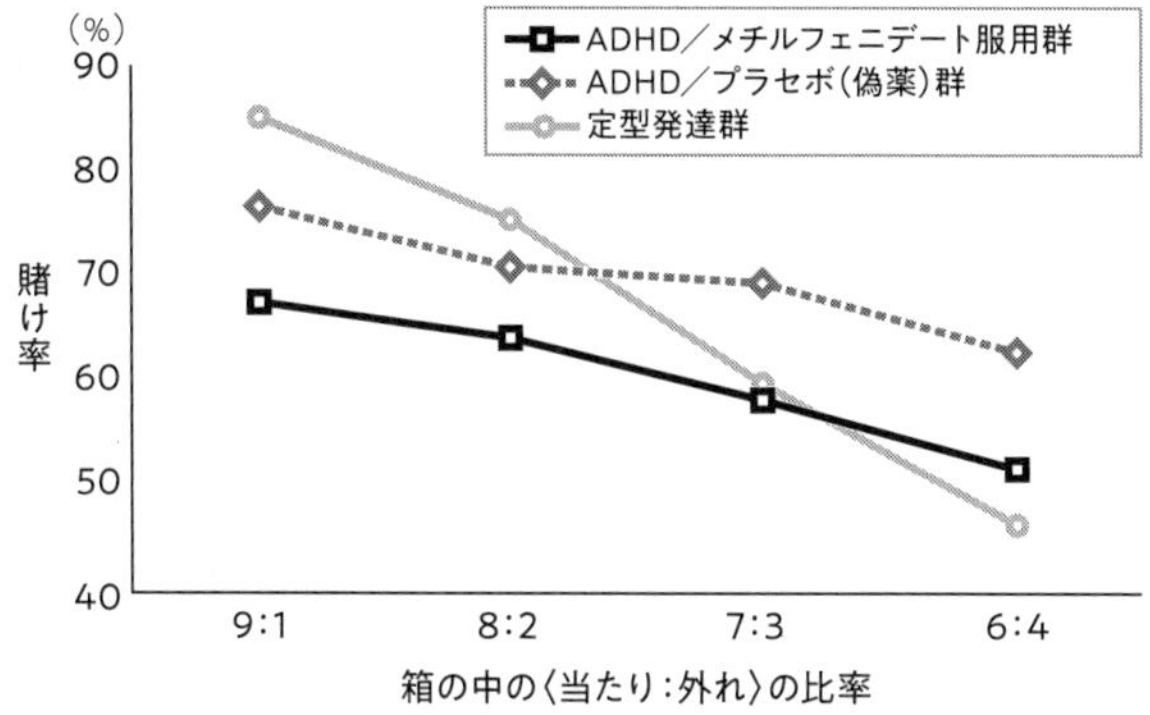

図7-5　リスクのあるギャンブリング課題に対する治療薬の効果
メチルフェニデートを服用したADHDのグループは、リスクに応じて賭け率を変えるのではなく、リスクに対して全体的に慎重になった
＊ DeVito E.E. et al., *Biol Psychiatry.*, 2008 より

定が行えるようになっている」のではなく、「全体に慎重になっている」ということです。人生には、思い切らねばならないこともあります。全体に慎重であることが、リスクの回避という点では良くても、全体としてプラスかどうかは十分に見極めなければなりません。

「薬を飲むようになってから、何か面白くない」と訴える子もいます。「薬を飲んでから、たしかに席を立って怒られることは減ったけれど、座っているからといって先生のお話に興味が湧くというわけではない」とか、「周囲の人の動きに気付けるようになったけれど、相手が何を考えているのか考えてしまって、思っていることを言い出しにくくなった」という子もいます。治療においては、特定の機能障害が改善するかだけでなく、本人の主観的な体験がどう変わるかという視点も持ちながら、総合的な意味でのリスク、ベネフィットを考えていく必要があります。

ADHDの診断を再構築し、多様な病態を解明する

ＡＤＨＤは、これまで一貫して、不注意、多動性－衝動性によって診断されてきました。そしてＡＤＨＤの子どもや大人には、薬物療法が相当な効果があることも示されています。それらの薬が効く仕組みは病態モデルをもとにした説明が可能になっているので、ＡＤＨＤは医学的にもそのメカニズムが確立された神経発達症であるという認識を持ってしまいがちです。

しかし、実際にそうでしょうか。不注意、多動性－衝動性というのは、さまざまな精神症状やその他の神経発達症によっても生じます。薬の効果でさえ、ＡＤＨＤに特異的に効果が現れると言い切れるものではありません。実行機能の障害などは多くの精神疾患で報告されており、ＡＤＨＤ治療薬がその実行機能障害を改善する可能性もないとは言えません。そして何より、ＡＤＨＤそのものが多様な病態をもつので、成人期まで持続する真の神経発達症を同定する方法を確立しなければならないのです。

このようなＡＤＨＤの再分類・再定義は、薬剤の選択をする上でも重要です。ここまで読んでこられた皆さんは、精神刺激薬を使用するか非精神刺激薬を使用するかは、実行機能や報酬系の

障害の度合いを測定し、それに合わせた薬剤選択をすれば良いとお気づきかもしれません。現在の不注意、多動性-衝動性という診断の枠組みでは、いずれの症状にも実行機能、報酬系の障害が同程度に関連していて、症状を評価しても薬剤選択の指標とはなりません。しかし、それぞれの症状を構成するさらに細かい側面を見ていくと、実行機能と報酬系のどちらの障害が強いのかなどを見極める指標が見つかる可能性もあります。

このような研究を進めていく上で大切なことは、多くの子どもや大人のデータを蓄積し、その臨床経過を適切にフォローすることです。私が所属する国立精神・神経医療研究センター 精神保健研究所 知的・発達障害研究部では、より簡便な評価、プラットフォームの確立を目指しています。

ＡＤＨＤや自閉スペクトラム症の特性だけでなく、知的機能、適応行動に加え、不安・抑うつ・躁症状などについても評価しています。これらの精神症状は、ＡＤＨＤの症状に関連するだけではなく、経時的な反復評価をすることで、思春期以降に出現することの多い二次障害が生じる原因を明らかにすることができるでしょう。

神経心理学的検査でも複数の研究を組み合わせています。実行機能を評価するテストで、正解時に与えられる社会的報酬（ここでは笑顔）の頻度を操作することで、実行機能課題成績がどのように変化するかを調べています。ＡＤＨＤの子どもへの行動療法では、好ましい行動をしたときに適切にほめるなどのフィードバックを与えることが大切とされています。しかし、子どもの望ましい行動に対して、常にフィードバックが与えられる環境にあるわけではありません。既存の研究では、正答に対して社会的報酬あるいは金銭などの非社会的報酬が（確実に）与えられる状況のみが検討されてきましたが、私たちは、それらの報酬が与えられる頻度を変えることでどのような影響が生じるかを検討しています。

また、先ほど記したように、ＡＤＨＤでは時間感覚（タイミング）の障害が知られています。タイミングを合わせる機能は感覚－運動同期と呼ばれますが、時間知覚には、時間の長さを弁別したり、再生したりといった別の側面もあり、小脳や大脳基底核、補足運動野や前頭前野など異なる脳領域が関与していることが分かっています。私たちはこれらの時間知覚をすべて評価することで、時間感覚障害の全貌を明らかにしたいと考えています。

もう一つ、社会性の発達の基盤となる注意機能の障害についても研究しています。相手が見た方向を見るという**共同注視**という現象があります。共同注視が見られないことは、自閉スペクトラム症の子どもでもっとも早期に現れる兆候ともされています。この現象は、意思とは無関係に生じる反射的な現象であることが知られていますが、私たちが調べたところ、この反射的共同注視には、情動などにかかわる扁桃体が関与していました。[7-16] ＡＤＨＤの子どもの多くには、多かれ少なかれ自閉スペクトラム症の特性を併存しますし、ＡＤＨＤによっても注意機能の障害は生じます。私たちは、情動的表情と視線方向を同時に提示することで、その反応についてのデータを蓄積しており、さらに脳構造や脳機能画像との関連も調べています。

このように見ていくと、一つの研究を遂行するのには、多くの研究者が力を合わせ、粘り強く進めていく必要があることがお分かりになると思います。私たちのもとでは、ＡＤＨＤのペアレント・トレーニングの普及やその効果の検証、親子相互交流療法の実践および研究など、心理社会的な治療についての研究開発も進めています。他方では、神経発達症の齧歯類モデルの開発とそれを用いた治療法開発も進めています。

頻度も高く、またその診断・治療も活発に行われているＡＤＨＤですが、まだまだ分からないこと、解決すべきことは多くあります。当事者がよりよく暮らせて、二次的な困難を感じずに済むよう、またご家族や周囲の人が自信を持ってよりよい関わりができるように日々研究開発を進めています。

コラム4

ヒトiPS細胞を使って精神疾患を研究する方法

精神疾患がどのように引き起こされるのか、その原因を探るために、患者さんの遺伝子変異を調べる遺伝学的研究や脳の形態や活動などを調べる研究が行われてきました。ですが、分子・細胞レベルの研究に患者サンプルを用いることには、さまざまな限界があります。そのため、患者さんを対象とした研究だけではなく、遺伝子改変マウスを中心とした動物モデルを使った研究も精力的に行われています。これまでの研究によって、神経細胞の機能異常が疾患に関わっていることが示唆されるなど、さまざまな知見が蓄積されています[⬇④-1、④-2]。

しかし、ヒトとマウスの脳の発達や機能には種間の違いがあります。また、統合失調症を例にとると、幻覚や妄想などの症状や主に思春期に発症するといった病態が、遺伝子改変マウスでは十分にモデル化できないと考えられます。よって、精神疾患の発症メカニズムを明らかにするためには、動物モデルを用いた研究のみならず、ヒトの神経細胞を用いた分子・細胞レベルの研究も重要です。しかし、患者さんの神経細胞を脳から取り出し、研究に用いることは、倫理的に不可能です。

山中伸弥博士らによってiPS細胞の樹立技術が開発されて以来、ヒトのさまざまな細胞を作製することが可能になり、疾患のメカニズム研究や移植に向けた臨床研究などに用いられています。iPS細胞は適切な分化方法を用いることによって、採取しやすい皮膚や血液などの体細胞を神経細胞に分化させることが可能なので、精神疾患分野においても新しい研究手法として期待が集まっているのです。これまでに患者由来iPS細胞の解析結果が次々に報告されていて、神経細胞の発達異常、シナプス機能異常、さまざまな細胞内シグナル伝達機構の異常などが見出されています。

iPS細胞を用いた疾患研究では、どのような遺伝子変異を持つ患者さんからiPS細胞を樹立し、解析していくのかということが、研究の成否に直結します。なぜなら、患者由来のiPS細胞から分化させた神経細胞を用いることで、その患者さんと同じ遺伝的背景を持つ神経細胞の解析が可能になるからです。

ただし、多くの精神疾患患者に共通する発症メカニズムを説明できる遺伝子変異は同定されていないので、少数の患者さんにしかあてはまらないとしても、疾患と強く関わっていることが遺伝学的に示唆されている変異を持つ患者サンプルを解析することが重要です。この際、遺伝子変異の情報に加えて、治療履歴や脳画像データ、脳機能検査データなどの臨床情報が備わっているサンプルを扱うことが、精神疾患発症の分子メカニズムの解明につながると考えられます。

iPS細胞を神経細胞に分化させる技術開発も重要です。脳には神経細胞のほか、アストロサイト、オリゴデンドロサイト、ミクログリア等の多くの種類の細胞が存在します。近年、さまざまな分化技術が開発され、それぞれの細胞への分化誘導が可能になっています。また、2次元の平面培養のみならず、3次元の立体培養技術も開発されています。3次元の立体培養では、iPS細胞が複製を繰り返しつつ分化し、自ら3次元の脳組織を作るのです。脳の層構造も作られるので、実際の患者さんの脳の状態をよく再現すると考えられており、立体培養を用いた神経細胞の分化・発達や機能の解析が行われています。

疾患の分子メカニズム研究に限らず、iPS細胞由来の分化神経細胞を用いて、創薬のための化合物を探したり、その毒性を評価したりする方法を確立するための研究も進んでいます。すでに筋萎縮性側索硬化症（ALS）という神経変性疾患では、患者iPS細胞を用いた創薬研究によって治療薬に関する有望な知見が得られています。ｉＰＳ細胞技術を用いた疾患研究によって、精神疾患の分子メカニズムが明らかになるだけではなく、新規の創薬につながるデータが得られることが期待されます。ｉＰＳ細胞を用いた精神疾患の研究はまだ歴史が浅く、発展する余地が十分に残されているのです[➊④-3]。

中澤敬信《なかざわたかのぶ》●東京農業大学　生命科学部バイオサイエンス学科　教授

第3部

「心の病」の治癒への道筋

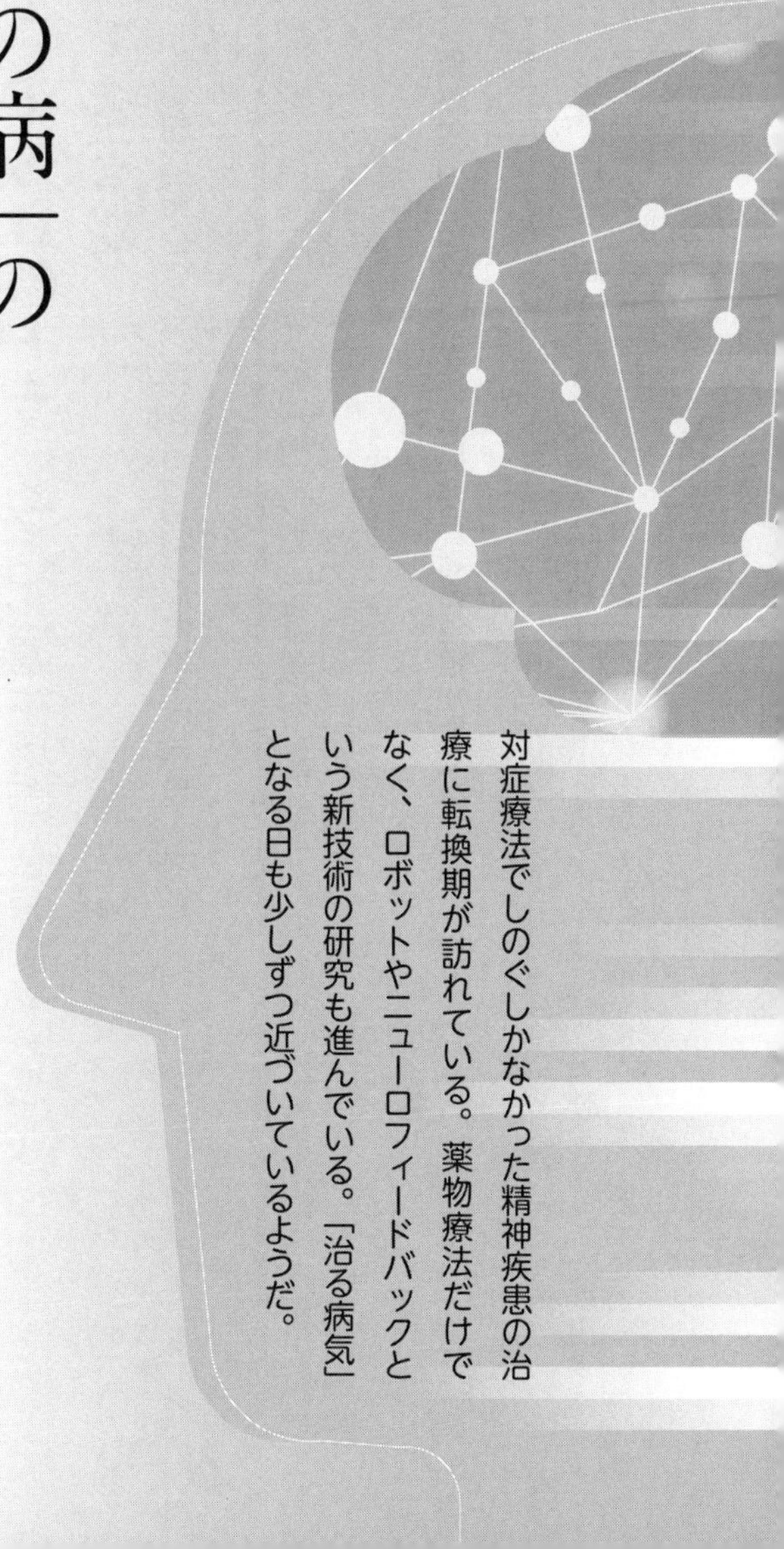

対症療法でしのぐしかなかった精神疾患の治療に転換期が訪れている。薬物療法だけでなく、ロボットやニューロフィードバックという新技術の研究も進んでいる。「治る病気」となる日も少しずつ近づいているようだ。

第8章

ＰＴＳＤのトラウマ記憶を薬で消すことはできるか

——認知症薬メマンチンを使った新たな治療のアプローチ

東京大学大学院　農学生命科学研究科　応用生命化学専攻　教授●喜田　聡

既存の治療法は、効果は高いが患者の負担が大きい

ＰＴＳＤ（心的外傷後ストレス障害）は、死の危険を感じるような恐怖体験（トラウマ体験）をしたことが原因で発症する精神疾患の一種です。その体験から1ヵ月以上経っても、その出来事が今起きているかのように鮮やかによみがえる**フラッシュバック**（再体験症状）が起き、不安や緊張が高まる恐怖反応を示します。

PTSDを発症する人の割合は高く、男性の6~8%、女性の13~20%は一生のうち一度はPTSDを発症するという報告もあります。

フラッシュバックや恐怖反応を起こさなくするPTSDの治療薬はまだありません。現在、PTSDの治療には、医師が患者と一対一で面接して、恐怖体験を思い出すことを1回約90分、数ヵ月に分けて十数回繰り返す**暴露療法（エクスポージャー療法）**が行われています[8-1]。

この治療法によりフラッシュバックや恐怖反応が消える率はかなり高いのですが、つらい恐怖体験を何度も思い出すことは患者さんにとって大きな負担であり、医師も一人の患者さんに長い時間を割く必要があります。また、治療を成功させるには、医師に経験や技術が求められます。そこで、患者さんや医師の負担がより少ないPTSDの治療法の開発が望まれています。

恐怖体験が記憶に残りやすい理由

一時間ほど前、チーズとハムを買いに行こうとホテルの向かいのスーパーマーケットに行ったが、ドアを開けようとした瞬間に、奇妙な不安に襲われた。そう言えば、昨年の九月十一日、このマーケットに入ろうとしたときに携帯が鳴って、同時多発テロを知ったのだった。そのときの衝撃が意識下に刷り込まれていたのだろう。具体的な「場所」によって喚起《かんき》されるイメージは強い。チーズとハムを買う間も動悸《どうき》がなかなか収まらなかった。
（村上龍著『熱狂、幻滅、そして希望』２００２年、光文社刊）

これは、私が恐怖記憶を説明する際によく引用する文章です。ある場所で同時多発テロのニュースを知って恐怖を感じ、その後、同じ場所を再訪したときに恐怖記憶がよみがえり、不安や動悸などの恐怖反応が現れる様子が描かれています。

出来事の記憶（**エピソード記憶**）は、そのとき見たものや聞いたこと、匂いや痛みなど、五感で得た情報と、怖かった、うれしかったなどの感情をセットとして記憶するという特徴があります。

私たちは、ほとんどの出来事を無意識的に記憶します。そのとき、記憶するかしないかを決める最大の要因は感情です。喜怒哀楽の感情の動きが大きいほど、いつまでもはっきりと覚えている強い記憶となります。うれしいことや楽しいことよりも、怖いことのほうが強い記憶として残りやすく、特に身の危険を感じるような恐怖を感じた出来事は忘れられない強い記憶となります。

記憶は、初めて聞いた電話番号のように、すぐに忘れてしまう不安定な**短期記憶**と、脳に固定化されてずっと覚えている**長期記憶**に分けられます。電話番号でも、好きな人からやっと教えてもらった番号ならば、長く覚えていることもあるでしょう。安定した長期記憶の形成には、感情が大きく動くことが大事なのです。

とくに、生死に関わる出来事を忘れないように長期記憶とする恐怖記憶の能力は、生物が生き残る上で不可欠なものです。恐怖記憶はさまざまな動物とヒトが共通に持つ脳の仕組みです。

恐怖記憶は、**恐怖条件づけ**と呼ばれる実験により調べられてきました。たとえばマウスを特定のケージに入れて、電気刺激を与える恐怖体験をさせます。そのケージから出して時間をおき、再び同じケージに入れると、身動きをしなくなる**フリージング（恐怖反応）**を示します。普通のマウスは新しい場所に入ると動き回って探索行動をします。しかし恐怖体験をしたマウスは、恐怖記憶が固定化されて長期記憶となり、同じ場所を再訪することでその恐怖記憶がよみがえり、怖じ気づいて動かなくなる恐怖反応を示すのです。

忘れられない長期記憶は、どのように作られるのか

すぐに忘れてしまう不安定な短期記憶が、ずっと覚えている安定した長期記憶に固定化されるとき、神経細胞同士のつなぎ目であるシナプスにおける信号の伝達効率が向上します。また、ほかの神経細胞に情報を伝える軸索が伸びたり、情報を受け取る樹状突起が増えたりします。神経細胞の形や性質の変化が起きるのです。

それにより、ある経路の信号が流れやすくなり、特定の神経細胞が次々と活動する神経回路ができます。この神経回路に記憶が保存されると考えられます。

１９９０年ごろから、記憶の形成や長期記憶への固定化ではたらく遺伝子やタンパク質が次々と明らかになってきました➡8-2。実は、そのような記憶の研究に、恐怖条件づけの実験が大きな役割を果たしています。

本書でも紹介されているように、ヒトの精神疾患と似た症状を示すモデル動物が作製され、それを用いた実験により精神疾患の原因解明や治療法の検討が進められています。しかし、精神疾患の患者さんとモデル動物の脳内で起きていることが、どれだけ共通しているのかは、不確かな部分があります。

一方、恐怖条件づけされた動物の脳内で起きていることは、ＰＴＳＤの患者さんと共通性が高いと考えられます。ＰＴＳＤを引き起こす恐怖記憶は動物とヒトに共通する脳の仕組みだからです。

１９９０年代後半ごろから、恐怖条件づけしたモデル動物を用いて記憶の研究を行う脳科学者と、ＰＴＳＤの患者さんの治療に当たる精神科医の連携が次第に深まり、ＰＴＳＤの新しい治療法の検討が進められています。私もそのころから、動物実験による記憶メカニズムの解明と、ＰＴＳＤの治療に向けた共同研究を進めています。

「恐怖記憶の不安定化」と「恐怖反応の消去」――治療へ向けたアプローチ

ＰＴＳＤの新しい治療法に向けて、主に二つのアプローチが検討されてきました。一つ目は、「恐怖記憶の不安定化」です。長期記憶を思い出すと、すぐに忘れてしまう短期記憶のように不安定化します。長期記憶が忘れやすい状態となるのです。そして再びずっと安定して覚えている長期記憶とするには、「再固定化」が必要です[8-3]。

短期記憶が長期記憶に固定化されるとき、神経細胞の形や性質が変化することを紹介しました。そのとき特定の遺伝子やタンパク質がはたらきます。再固定化でも最初の固定化と同じ遺伝子やタンパク質がはたらきます。再固定化された記憶は、以前よりもしっかりと覚えている強い記憶となったり、新しい情報が付け加わったりします[8-4]。

ただし、記憶を思い出せば、必ず不安定化するわけではありません。古く強い記憶ほど、長い時間思い出す必要があることがマウスなどの実験から分かっています[8-5]。

ＰＴＳＤの患者さんの脳で、再固定化に必要な遺伝子やタンパク質のはたらきを阻害しておき、恐怖記憶を長い時間思い出してもらえば、その恐怖記憶は不安定となって恐怖感を忘れ、フラッシュバックや恐怖反応がなくなるでしょう。再固定化の阻害による恐怖記憶の不安定化が、ＰＴＳＤ治療に向けた一つ目のアプローチです。

二つ目のアプローチは、「恐怖反応の消去」です。ＰＴＳＤの原因となった恐怖記憶について、もう怖がる必要がないことを学習し、恐怖感を抑制して恐怖反応を消去します。前述のように、恐怖条件づけされたマウスを、再びそのケージに入れると身動きをしなくなります。しかし、そのケージに入れたまま電気刺激を与えないでおくと、やがてマウスは動き始めます。そのケージにいても、恐怖を感じなくてもよいことを学習したのです。

ＰＴＳＤの患者さんに行われる暴露療法も、恐怖反応の消去です。この暴露療法では、恐怖体験の記憶自体が消えるわけではなく、その体験への恐怖感が抑制されて、恐怖反応が消去されます。患者さんがつらい恐怖体験を思い出すときに、もう怖がる必要がないと学習することが可能な（脳の）状態を保つには、医師に経験と技術が求められるのです。

マウスなどの動物実験により、恐怖記憶の不安定化や、恐怖反応の消去ではたらく遺伝子やタンパク質の解明が進められ、それらのはたらきを促進する薬も分かってきました（↓8-6）。

しかし、恐怖記憶の不安定化や、恐怖反応の消去を薬で促進して治療するには、難しい課題があります。患者さんが恐怖記憶を思い出しているとき、恐怖記憶の不安定化と恐怖反応の消去のどちらが進んでいるのかを見極めることが難しいため、どちらを促進する薬を投与すればよいのか分かりにくいことです。

不安定化と消去で共通してはたらくタンパク質として**カンナビノイド受容体**があります。この受容体にはカンナビノイドが作用して不安定化と消去の両方を促進します[8-7]。

私はこのカンナビノイドという薬を検討したことがあります。この薬ならば、不安定化と消去のどちらが進行しているのかを見極めずに投与できます。しかし、それは大麻の成分で薬物に指定されているので、ＰＴＳＤ治療薬としての検討は断念しました。記憶の不安定化や消去を促進するさまざまな薬がありますが、指定薬物やドーピングの対象となっているケースがあり、日本でＰＴＳＤ治療薬として承認を受けることが難しいのです。

第三の新たなアプローチ　——海馬の神経新生を促進し、忘却を進める

私たちは今、第三のアプローチを検討しています。それは「忘却」、つまり恐怖記憶を忘れさせる方法です。そのきっかけとなる研究が２０１４年、日本とカナダの共同研究グループにより発表されました。海馬の神経新生を促進すると、記憶の忘却が誘導されるというマウスの実験による報告です[8-8]。

脳の深部にある海馬の歯状回《しじょうかい》という領域では、新しい神経細胞が生まれる**神経新生**が起きています。海馬は、記憶の形成において中心的な役割を果たしています。海馬で新しく生まれた神経細胞が既存の神経回路に組み込まれ、その神経回路の再編により新しい記憶が形成されます。同時にこの再編により、それまで海馬の神経回路に蓄えられていた記憶は忘却される可能性が指

摘されていました。

海馬での神経新生は生涯にわたり続きますが、乳幼児のころの神経新生は盛んで、加齢とともに新しく生まれる神経細胞の数は減少します。私たちは、３歳ぐらいまでの出来事の記憶はほとんどありませんね。それは、３歳ぐらいまで海馬の神経新生がとくに盛んなので、神経回路の再編が次々に起きて、それまでの出来事を忘れやすいからだと考えられます。

日本とカナダの共同研究グループは、大人のマウスにメマンチンという薬や抗うつ薬を投与したりランニングをさせたりして、海馬の神経新生を促進しました。すると、それまでの記憶を忘却しやすくなることを２０１４年に確かめたのです[8-9]。

同じころ、日本の別の研究グループが、マウスにメマンチンを投与すると、海馬で新しく生まれる神経細胞の数が４～５倍も増加することを発見しました[8-10]。

人間でも、ランニングなどの運動を続けることで海馬の神経新生が促進され、ＰＴＳＤの症状が改善する可能性があります。しかし、ＰＴＳＤで苦しんでいる患者さんに運動を続けてもらうことは難しいかもしれませんね。

メマンチンはすでに、アルツハイマー型認知症などの薬として日本でも承認され、臨床で使われている既存薬です。安全性や副作用が確かめられているので、ＰＴＳＤの症状に効果があることが分かれば、メマンチンはいち早くＰＴＳＤの治療薬としても承認されるはずです。

私たちは、メマンチンがＰＴＳＤに対する治療効果があるかどうか詳しく調べる実験を始めました。まず、恐怖条件づけしたマウスに、1日後から、4週間にわたり計4回、メマンチンを投与しました。その後、恐怖条件づけしたケージに再び入れたところ、身動きをしなくなる恐怖反応（フリージング）を示す割合が下がりました。この間、メマンチンを投与すること以外は、普通に飼育しました。メマンチンを投与しただけで治療効果を示したのです[8-11]。

ところが、恐怖条件づけしてから8週間経った後からメマンチンを投与しても、フリージングの割合は下がりませんでした（図8－1）。寿命が約2年のマウスにとって8週間前の恐怖体験はかなり古い記憶になります。そのような古い記憶の忘却は促進されなかったのです。

古い記憶をメマンチンで忘却させることはできるのでしょうか。私たちは、恐怖条件づけしてから8週間後、条件づけしたケージに再び10分間マウスを入れた後に、そのケージから出してメマンチンの投与を4週間行いました。するとフリージングの割合が下がりました。ところが、ケージに再び入れる時間を3分間に短くすると、フリージングの割合は下がりませんでした（図8－1右）。

古い記憶の忘却には、長い時間、その記憶を思い出す必要があるのです。それはなぜでしょうか。

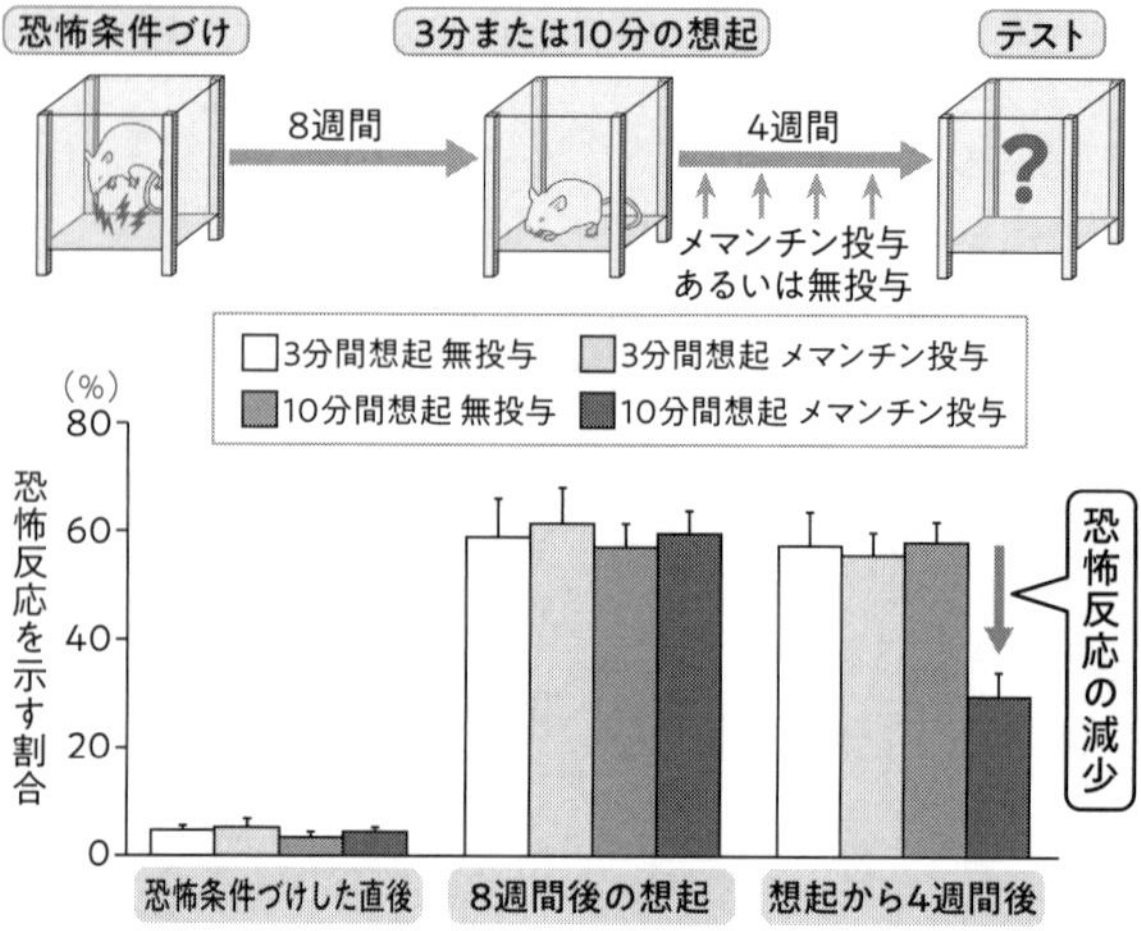

図8-1　メマンチンの投与で古い記憶を忘却させられるか？
恐怖条件づけした8週間後に、3分間または10分間、条件づけしたケージに入れて恐怖記憶を想起させる（図中）。その4週間後に、再び条件づけしたケージに入れるテストをしたところ、10分間恐怖記憶を想起させたあと4週間にわたりメマンチンを投与したマウスだけ恐怖反応（フリージング）を示す割合が下がった（図右）　＊Ishikawa R. et al., *eLife*, 2016をもとに作成

海馬を損傷した患者さんは、新しい出来事を覚えることができなくなりますが、古い記憶は思い出すことができます。古い記憶を思い出すには、海馬は必要ないのです[8-12]。ただし、マウスの実験結果を見ると、古い記憶でも長い時間思い出すと、海馬がまたはたらくようになるようです。海馬が再び必要となるからこそ、海馬の神経新生を促進するメマンチンにより、古い記憶の忘却が進むと考えられます。

メマンチンは海馬にある恐怖記憶のタグを外す？

メマンチンは、PTSDの患者さんにも治療効果を発揮するのでしょうか。私たちは、国立精神・神経医療研究センター　精神保健研究所の金吉晴所長らとの共同研究により、13名のPTSDの患者さんに12週間にわたりメマンチンを投与し、その後、10名の方の経過を観察しました[8-13]。すると、6名の患者さんは、PTSDの診断基準を満たさないレベルまで回復するという治療効果が見られました。

そのうちの一人の患者さんが、「メマンチンの投与を受けることで、恐怖体験の記憶はしょせん記憶であって、現実ではないことが分かりました」とコメントされたことが、とても印象的でした。

メマンチンを投与されたPTSDの患者さんの脳内では、どのような変化が起きたのでしょうか。

出来事の記憶が、脳のどこの領域に保存されているのかはよく分かっていませんが、出来事のすべての情報を海馬という記憶容量の限られた小さな領域に保存するのは難しいでしょう。

海馬は、さまざまな情報の記憶を束ねる「扇の要《かなめ》」のような役割をしているという有力な仮説があります[8-14]。

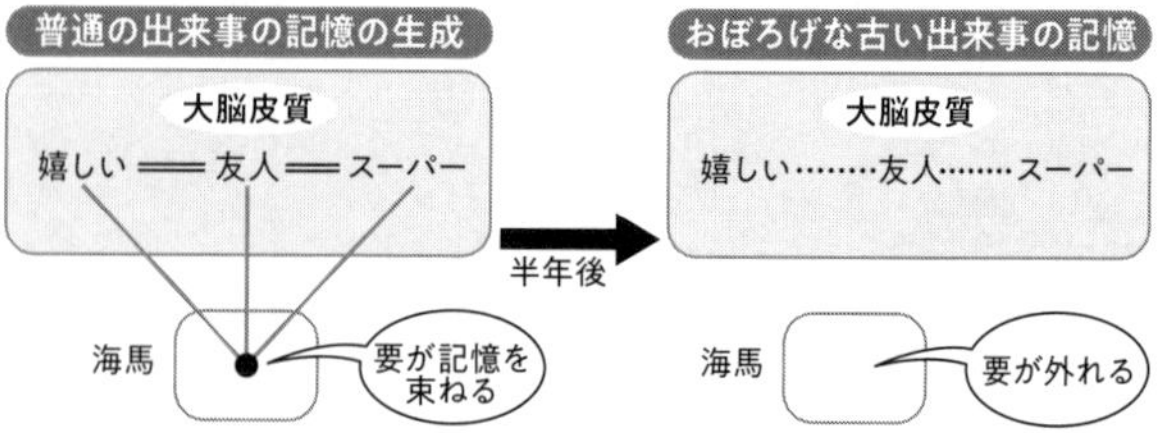

図 8-2　記憶の形成と海馬の役割のイメージ
五感で得たさまざまな感覚や感情の記憶は、海馬が扇の要のような役割をして束ねて保存されると考えられる（図左）。たとえばスーパーで古い友人に会って嬉しかった、などという普通の出来事の場合、半年後には、海馬の要が外れて、おぼろげな記憶となる（図右）

五感で得たそれぞれの感覚や感情の記憶は、大脳の表面に広がる記憶容量の大きい大脳皮質に点在していて、それらの記憶を一つの出来事に関するものだと分かるように束ねる要が海馬にできることで、出来事の記憶が保存（形成）されるという説です（図8－2左）。

少し前の出来事は、海馬の特定の要が活動することで、大脳皮質に点在するその出来事にまつわる感覚や感情をセットとしてはっきりと思い出すことができます。海馬のそれぞれの要は索引のような機能があるのです。タグのような機能、と言い換えても良いかもしれません。

しかし、次々と起きる出来事の多数の要（タグ）を保存し続ける記憶容量は、小さな脳領域である海馬にはないはずです。古くなった出来事の扇の要（タグ）は外れて海馬から消え、「扇」の部分の大脳皮質だけで記憶が保存されるようになると考えられます（図8－2右）。するとおぼろげな記憶となります。海馬から要（タグ）がなくなるのは、マウスならば出来事から4週間後、ヒトでは半年後くらいです。

古い出来事の記憶は、前頭前野の近くにあり、大脳皮質が内側に折り込まれた**前部帯状回**《たいじょうかい》という場所に、古い記憶の要（タグ）ができるという説もあります[8-15]。

普通の恐怖記憶の想起とＰＴＳＤは何が違うのか

海馬では、神経新生によって新しくできた神経細胞が既存の神経回路に組み込まれて新しい記憶が形成され、その神経回路の再編により、それまでの記憶を忘れやすくなることを紹介しました。それは、新しい神経細胞によって今起きている出来事の要（タグ）ができるとともに、少し前の出来事の要（タグ）が外されることに対応すると考えられます。メマンチンはそのような要（タグ）の新陳代謝のサイクルを速めることで忘却を促進するのでしょう。

海馬にある要（タグ）が外れると、その出来事の忘却が進むといっても、大脳皮質に点在している記憶も消えてしまうわけではありません。海馬の要（タグ）が外れて大脳皮質だけに保存されるようになった半年以上前の古い出来事の記憶は、ぼんやりしたおぼろげなものとなるのです（図8－2右）。ところがＰＴＳＤの患者さんは、半年以上前の古い恐怖記憶も、今起きているか

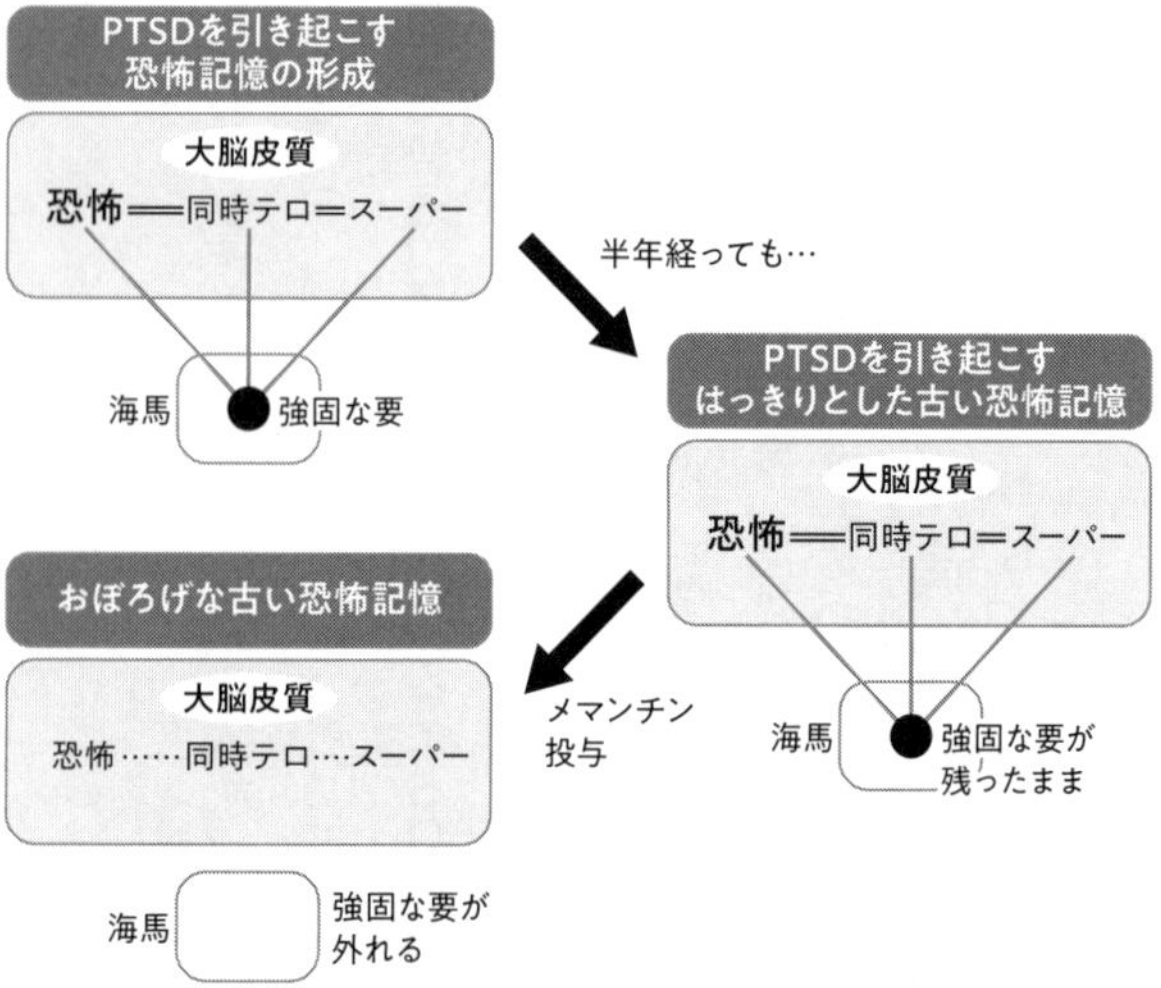

**図 8-3　PTSD を引き起こす恐怖記憶の形成と、
メマンチン投与による治療効果（忘却）のイメージ**
PTSD の場合は、恐怖記憶を束ねている海馬の要（タグ）がいつまでたっても外れない（図右）が、メマンチンを投与することで、その要が外されておぼろげな記憶となると考えられる（図左下）

のように思い出すフラッシュバックと恐怖反応を示します。私は、PTSDを引き起こす恐怖記憶の要（タグ）は、恐怖記憶がいつも思い出されているため、海馬に残り続けるのではないかと予想しています（図8－3右）。

　私たちは、怖い体験をしても、普通はフラッシュバックなどのPTSDの症状は現れません。そのような普通の恐怖記憶と、PTSDを引き起こす恐怖記憶の大きな違いは、海馬に要（タグ）が残り続けるかどうかでしょう。

恐怖や不安を感じるとき、脳の扁桃体が活動します。死を感じるような恐怖体験では扁桃体が大きく反応して、海馬に強い信号を送り強固な要（タグ）ができます。その要（タグ）は、半年以上経っても海馬から消えないため、最近の出来事のように鮮やかによみがえるのです（図8－3右）。

メマンチンは海馬の新陳代謝を促進し、図8－3の左下に示したように海馬に残っている強固な要（タグ）を外すことで、その恐怖体験がおぼろげな古い記憶となり、「現実ではないということが分かりました」という治療効果をもたらすと私は考えています。

マウスでは、古い恐怖記憶の忘却には、恐怖条件づけしたケージに再び入れて、長時間、想起させることが必要でした。一方、ＰＴＳＤの患者さんにメマンチンを投与する臨床試験では、それ以外の治療は何も行っていません。それでも半年以上前の古い恐怖記憶のフラッシュバックや恐怖反応がなくなります。それは、メマンチン投薬前や投薬中にフラッシュバックが起きてその恐怖記憶を長時間思い出しているからかもしれません。

患者にも医師にも負担の少ない治療薬に

ところで、メマンチンは物忘れの症状がある認知症に効果があるのに、忘却を促進する効果もあることは、正反対のように思えますね。

メマンチンは、シナプスにおいて興奮性の神経伝達物質であるグルタミン酸を受け取るＮＭＤＡ受容体に作用します。認知症が進行する過程で、そのＮＭＤＡ受容体が過活性化し、神経細胞が過剰に興奮して細胞死が起きます。メマンチンは、ＮＭＤＡ受容体を阻害して、神経細胞の過剰な興奮を抑えることで細胞死を防ぎ、認知症の進行を遅らせるのです。

一方、ＮＭＤＡ受容体に作用するメマンチンが、なぜ神経新生を促進するのか、そのメカニズムはまだよく分かっていません。

現在、多くのＰＴＳＤの患者さんを対象に、メマンチンの治療効果を確かめる臨床試験が進められています。先述のように既存薬であるメマンチンは、すでに安全性や副作用が確かめられているので、ＰＴＳＤへの治療効果が確認されれば、早期に、臨床の現場で使われるようになると期待しています。

メマンチンは投薬のみでＰＴＳＤを治療できるので、暴露療法のように患者さんはつらい恐怖記憶を何度も意識的に思い出す必要がなく、医師の負担も大幅に減るはずです。

コラム5 複雑性PTSDとは?

2021年に秋篠宮眞子様が「複雑性PTSD」と診断されたことが話題になりましたが、一連の報道で初めてこの病名を耳にした人も多いかもしれません。この**複雑性PTSDとは、**いったいどういう病気なのでしょうか?

そもそもPTSD(Post Traumatic Stress Disorder)とは、第8章でも紹介されているように、①生命に関わるような出来事を体験した後、ふとしたきっかけでその光景がありありとフラッシュバックする、②その出来事に関する悪夢にうなされたりするなどの再体験症状、不安・緊張の強い状態が続くなどの過覚醒症状、③その出来事に関連した場所を避けるといった回避症状、という三つの領域の症状を呈する病気です。

PTSDは、1980年にアメリカ精神医学会による「精神疾患の診断・統計マニュアル(DSM-Ⅲ)」に収載されたことで知られるようになりました。

一方、複雑性PTSDは、2013年に出版されたDSMの最新版であるDSM－5にも収載されておらず、2018年に出版されたICD－11（世界保健機関が発行している国際疾病分類の第11版）から新たに加わったものです。2023年1月現在、日本ではICD－11の日本語訳がまだ承認されていないことから、まだその前の版のICD－10が使われていますので、日本ではこの診断名はまだ正式には認められていません。

複雑性PTSDという概念が確立したのは、PTSDの中でも、小児期の性的虐待や配偶者からの暴力など、慢性に、反復して、長く続くトラウマ（心的外傷体験）による場合には、より多くの症状を呈することが分かってきたからです。

複雑性PTSDでは、PTSDの三つの領域の症状に加えて、感情制御の困難さ（怒りが抑えられないなど）、自尊心の低下（自分が価値のない、だめな人間だと感じる）、対人関係の困難さ（他人との関係を避けてしまう）などの「自己組織化の障害（DSO）」と呼ばれる症状が見られます。

このように、一見、人格が変化したと思われるほどの大きな変化が生じてしまうため、複雑性PTSDと、臨床的な関与が必要となる代表的なパーソナリティ障害である**境界性パーソナ**

リティ障害（BPD）の類似性も指摘されてきました。しかし、実証的な研究では、両者は異なることが示されています。複雑性PTSDでは、低い自己評価が続きますが、BPDでは自己イメージが揺れ動きます。複雑性PTSDでは、対人関係を避ける傾向がありますが、BPDは対人関係の不安定さが特徴です。感情制御の困難は両者に共通ですが、操作的な自殺企図などはBPDに特徴的です。

PTSDは、元々、ベトナム帰還兵にこうした症状が多く見られることから、それらの人たちを救済する枠組みとしてつくられた診断名でした。

日本では、1995年1月17日の阪神・淡路大震災で、こうした症状を示す方がいらっしゃることが知られるようになりました。そして、その直後の1995年3月20日の地下鉄サリン事件で、多くの被害者にこうした症状が見られることが報告されました。その後、地下鉄サリン事件の被害者の方々を対象とした脳科学研究が行われ、PTSDを持つ方では、前部帯状回という、感情のコントロールに関わる脳部位の体積が小さくなっていることが初めて見出され、注目されました[⑤-1]。

このように、元々PTSDは、戦争、災害、犯罪などの過酷な体験により苦しむ人たちを救済する枠組みとして提案されたものです。ＰＴＳＤに限らず、そもそも精神医学における診断とは、患者さんに救いの手を差し伸べる際に、どのような問題と考え、どのように関わって回復に導くか、という枠組みを与えるものです。

その意味では、複雑性ＰＴＳＤという診断も、反復する心的外傷体験により苦しむ人たちに救いの手を差し伸べるための概念であるといって良いでしょう。

脳科学研究には、ＩＣＤ分類でなく、ＤＳＭ診断が用いられますが、複雑性ＰＴＳＤはまだＤＳＭ診断に採用されていないため、こうした研究はほとんど行われていません。将来、複雑性ＰＴＳＤがＤＳＭ－６に採用されれば、脳科学研究においても大きなテーマとなっていくことでしょう。

加藤忠史● 順天堂大学医学部 精神医学講座 主任教授

第9章 脳科学に基づく双極性障害の治療を目指す

──躁とうつを繰り返すのはなぜか、正しく診断するにはどうすれば良いか

順天堂大学医学部　精神医学講座　主任教授●加藤忠史《ただふみ》

正しい診断までに時間がかかり、再発を繰り返しやすい理由

躁状態とうつ状態を繰り返す**双極性障害（躁うつ病）**は、１００人に１人ほどの高い割合で発症する精神疾患です。

双極性障害の医療に関する大きな問題点は、正しく診断されるまで平均6～9年と長い年月がかかることです。双極性障害の多くはうつ状態から発症します。そのとき精神科を受診しても、躁状態が現れない段階では、問診ではうつ病と診断するしかないからです。

双極性障害とうつ病は別の疾患です。しかも、うつ病で処方される抗うつ薬（とくに三環系抗

うつ薬）は、双極性障害の症状を悪化させてしまいます。双極性障害と正しく診断されて適切な治療を受ける前に、うつ状態や躁状態のときの行動で社会的な信用を失い人生を立て直すことが困難になるケースがあります。

双極性障害は、正しく診断されれば、既存の治療法によって症状をある程度コントロールすることが可能です。ところが、治療を止めてしまい再発を繰り返す人が多いことも、大きな問題です。

なぜ、治療を続けない人が多いのでしょうか。一つには、ほかの精神疾患と同様に、発症原因が不明で客観的な診断法もないため、患者さんは病気を受け入れることが難しいこと。また、「この薬は、発症原因にこのように作用して症状を改善します」といった合理的な説明ができないことも原因でしょう。双極性障害には、効果が高くても副作用が強い薬があり、診断や治療に十分納得できないため、治療を止めてしまう人もいらっしゃいます。

原因はミトコンドリアの機能障害?

私が双極性障害の研究を始めたのは１９８９年です。精神科の臨床医として出会った双極性障害の患者さんが、前日までとても苦しそうなうつ状態だったのに、一夜明けると躁に転じ、急におしゃべりになりました。このような明確な変化のある疾患の原因を、現代の科学技術で解明できないわけがないと思ったのです。

精神疾患の原因としてさまざまな仮説が提唱されてきました。しかしそれぞれの仮説の検証が不十分な状態です。双極性障害についても、いくつかの仮説があります。神経細胞同士の情報伝達に関わるドーパミンやセロトニンなどが関係しているという説、細胞内の情報伝達に関わるカルシウム（Ca^{2+}）濃度の調整に障害があるという説などです。

私はまず、双極性障害の患者さんの脳でどのような物質が増減しているのか、MRI装置で調べてみました。すると**クレアチンリン酸**という物質が減っていました。それはエネルギー物質**ATP（アデノシン三リン酸）**の合成に関わる物質です。ミトコンドリア機能が低下するミトコンドリア病の患者さんでも、クレアチンリン酸の低下が見られます。

ミトコンドリアは、ATPをつくる細胞小器官です。細胞核にある約30億塩基対（×2）の核DNAとは別に、約1万6000塩基対から成るミトコンドリア独自のDNAを持っています。そのミトコンドリアDNAに変異があると、ミトコンドリアの機能が低下してミトコンドリア病を発症します。私は双極性障害の患者さんの死後脳を調べて、一部の患者さんの脳でミトコンドリアDNAの変異がわずかに起きていることを確かめました。

ミトコンドリアは、ATP合成だけでなく、カルシウムによる細胞内の情報伝達にも関わっています。細胞内は、カルシウム濃度が細胞外の約1万分の1という低い状態に保たれています。

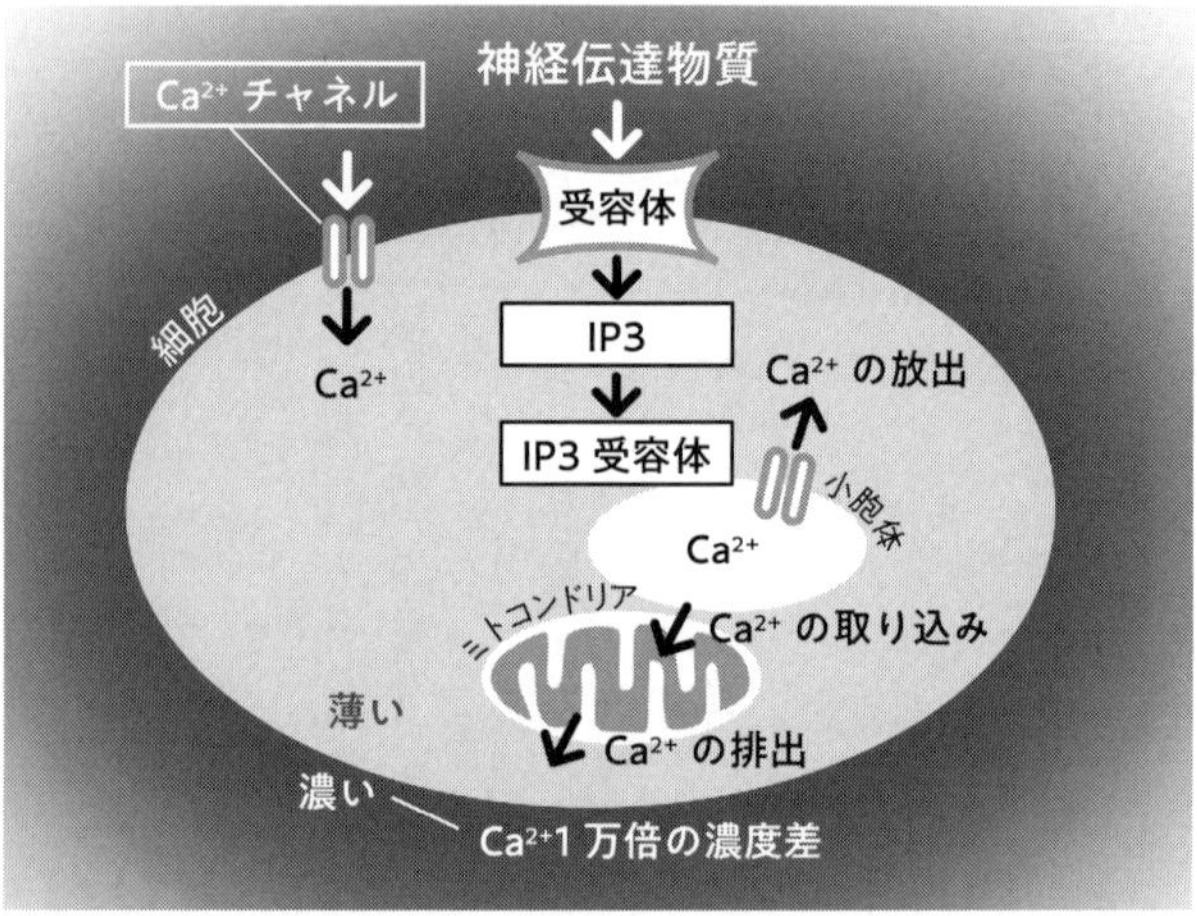

図 9-1　ミトコンドリアは細胞内のカルシウム濃度調整にも関わっている

細胞内は、カルシウム濃度が細胞外の1万分の1。神経細胞の場合、神経伝達物質の刺激によってIP3（イノシトール三リン酸）という分子を介した反応などが起こり、細胞内のカルシウムイオン濃度が上昇する。ミトコンドリアは、そうした反応による細胞内のカルシウム濃度の調整も担っている　＊理化学研究所脳科学総合研究センター編『つながる脳科学』（講談社ブルーバックス）より

ただし、小胞体ではその濃度が高く、そこからカルシウムを受け取るミトコンドリアも濃度が高い状態です。小胞体やミトコンドリアから細胞内にカルシウムが放出されることで、細胞の状態が変化します（図9－1）。

双極性障害の患者さんの血液の分析により、細胞内のカルシウム濃度が上昇しやすい傾向があることも報告されていました。そこで私は、ミトコンドリア機能障害によりカルシウム濃度

の調整がおかしくなり双極性障害が発症するという**「ミトコンドリア機能障害」仮説**を提唱しました。[9-1] 今から20年以上前、２０００年のことです。

すると、海外の研究者がミトコンドリア病の患者さんの精神医学的な評価をする研究を行い、患者さんの２割が双極性障害を併発していることを報告しました。ミトコンドリア機能障害仮説を裏付けるデータです。

世界初の「うつ状態を繰り返すモデルマウス」

２００１年、私は理化学研究所に研究チームを立ち上げ、ミトコンドリア機能障害と双極性障害の因果関係を検証する基礎研究を進めました。そのために、脳だけでミトコンドリア機能障害が起きるマウスをつくることにしました。

ミトコンドリアＤＮＡを複製する際に**ＰＯＬＧ**という酵素がはたらきます。その酵素の遺伝子は、核ＤＮＡにあります。私たちは、校正活性（エラーが起きたときに修復する活性）の失われたＰＯＬＧ酵素が脳だけでできるようにした遺伝子改変マウス（変異ＰＯＬＧマウス）を作製しました。すると脳のミトコンドリアＤＮＡの複製がうまく進まなくなり、ミトコンドリア機能障害が脳だけで起きるはずです。

実際に、変異ＰＯＬＧマウスの脳を取り出して調べてみると、ミトコンドリアＤＮＡの変異が

**A.以下の症状のうち、5つ以上が「毎日・2週間」続く。
ただし、症状(1)または(2)は必須**

~~(1) 抑うつ気分~~

✓(2) 何事にも興味や喜びを感じない

✓(3) 食欲・体重の減少または増加

✓(4) 不眠、または 過眠

✓(5) 精神運動性の焦燥または制止

✓(6) 疲れやすい、または 気力が減退

~~(7) 強い自責感、または 無価値感~~

✕(8) 思考力や集中力の低下、または 決断困難

~~(9) 死について考える、または 希死念慮、自殺企図~~

✓ B. 社会的機能の障害

図 9-2　変異 POLG マウスの症状は、
ヒトのうつ状態の診断基準に当てはまるか

ヒトの診断基準のうち、マウスでは評価できない(1)(7)(9)以外の項目について確認すると、変異 POLG マウスでは(8)以外の項目に当てはまった　＊米国「精神疾患の診断・統計マニュアル 第5版(DSM-5)」より

たくさん起きていました。そのマウスの行動を観察したところ、平均して半年に1回、2週間ほど活動が低下することが繰り返されました。その活動低下はマウスがうつ状態になったことが原因ではないかと予想しました。

これまで、精神疾患のうつ状態をマウスで再現して調べるために、強制的に泳がせたりしっぽをつまんで逆さにしたりするなど、何らかのストレスを与える実験が行われてきました。しかし、こうした状況でマウスが動かなくなることが、人間の精神疾患のうつ状態と関係しているとは考えがたい

と思います。

私は精神科の臨床医でもあるので、人間の診断基準に則して変異ＰＯＬＧマウスの行動解析を行い、うつ状態かどうかを評価することにしました。すると多くの項目でうつ状態の基準に当てはまりました[9-2]（図９－２）。ストレスを与えずに、自発的にうつ状態を繰り返すマウスは世界初です。

それでは、変異ＰＯＬＧマウスはうつ病のモデルでしょうか、それとも双極性障害のモデルでしょうか。双極性障害の代表的な薬であるリチウムをこのマウスに投与すると、活動低下の頻度が減りました。双極性障害の患者さんと同様に、リチウムが効いてうつ状態が改善したのです。また、三環系抗うつ薬を投与すると躁状態のような異常な行動を示し、双極性障害の患者さんと同じように症状が悪化してしまったのです。こうした事実から、変異ＰＯＬＧマウスは、双極性障害のモデルマウスになりうると判断しました。

ミトコンドリアＤＮＡの変異が大量に見つかった脳の部位

変異ＰＯＬＧマウスの実験により、ミトコンドリア機能障害と双極性障害には因果関係があることを証明できたと、いったんは納得しました。

しかし、あらためて考え直してみると、ミトコンドリア機能障害が関係する病気はさまざまで

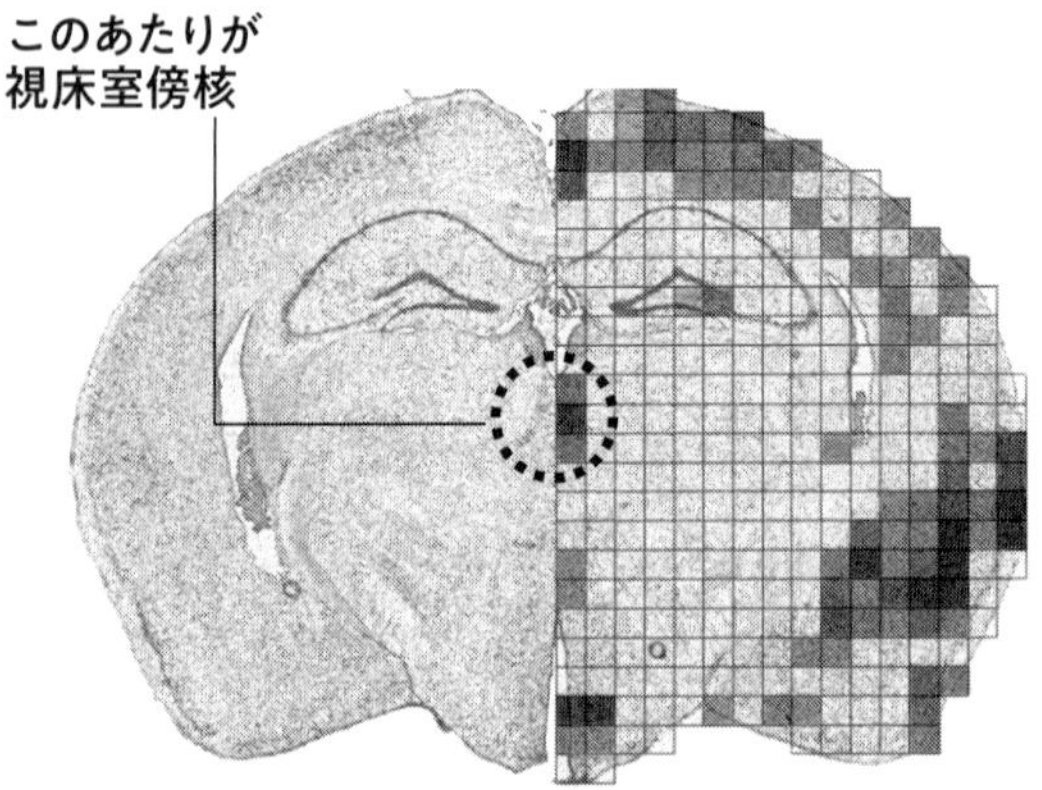

図9-3　ミトコンドリアDNAの変異が見られた脳部位
右半分の細かいマス目のように脳を均等に分割して、ミトコンドリアDNAの変異を調べた。マス目の色が濃いほど変異が多いことを示す。中央の点線で囲った部分が視床室傍核を含む脳部位　＊ Kasahara T. et al., *Mol. Psychiatry.*, 2016 より一部改変

す。ミトコンドリア機能障害が、インスリンをつくる細胞で起きると糖尿病となり、黒質《こくしつ》という脳領域でドーパミンをつくる神経細胞で起きるとパーキンソン病になります。

結局、脳のどの領域のどの細胞にミトコンドリア機能障害が起きると双極性障害になるかが重要であることに気が付きました。そこで、変異POLGマウスの脳のどこでミトコンドリアDNAの変異がたくさん起きているのかを調べることにしました。

それを調べる方法を数年がかりで開発し、直径1センチメートルほどのマウスの脳の切片を約400枚の

小片に分けて、各小片からＤＮＡを抽出してミトコンドリアＤＮＡの変異を調べました。すると、視床室傍核《ししょうしつぼうかく》という脳深部で変異がとくにたくさん起きていることが分かり、２０１６年に発表しました[9-2]（図９－３）。

実は、２００１年に私たちが変異ＰＯＬＧマウスを作製した直後に、ＰＯＬＧ遺伝子がミトコンドリア病の原因遺伝子の一つであることが報告されました。さらに私たちは、ミトコンドリア病の別の原因遺伝子であるＡＮＴ１の機能を脳だけで失わせたマウスを作製しました。その遺伝子からできるタンパク質は、ミトコンドリアがカルシウムを放出するときにもはたらきます。そのタンパク質をはたらかないようにした変異ＡＮＴ１マウスの脳を調べると、脳幹の縫線核《ほうせんかく》という部位でセロトニンを放出する神経細胞が過剰に興奮し、脳内のセロトニン濃度が上昇していることが分かり、２０１８年に論文発表しました[9-3]。

「感情関連神経回路の過剰興奮」によって、躁とうつが繰り返される？

２０１９年、脳内で最もセロトニン濃度が高い場所の一つが視床室傍核であることが報告されました。縫線核からたくさんのセロトニンが視床室傍核へ放出されています。そして視床室傍核は扁桃体と側坐核へ信号を伝えています。扁桃体は恐怖、側坐核は報酬に関係する脳領域です。縫線核のセロトニンを放出する神経細胞群から視床室傍核へ、そこから扁桃体と側坐核へとつな

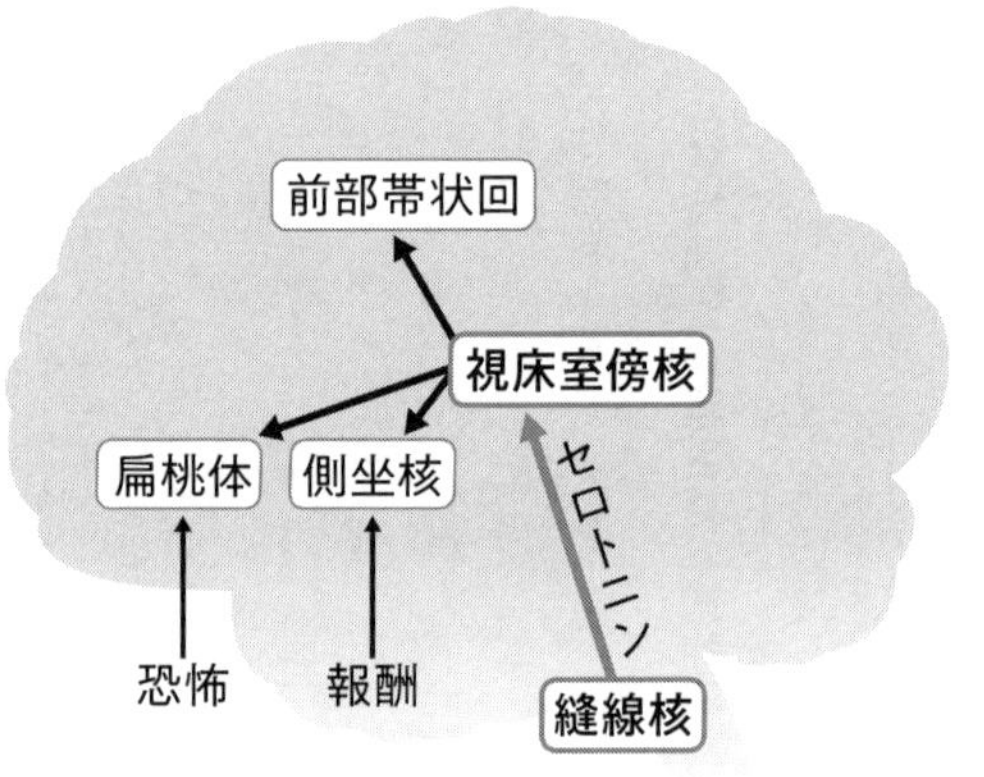

図 9-4　縫線核から視床室傍核、扁桃体・側坐核へと つながる神経回路

扁桃体は恐怖、側坐核は報酬に関する脳の領域。双極性障害では、この神経回路（「感情関連神経回路」）が過剰に興奮しているのかもしれない
Kato T., *Psychiatry Clin Neurosci.*, 2019

がる神経回路が形成されています（図9－4）。

双極性障害の発症に関わる遺伝要因として、細胞内にカルシウムを取り込むチャネルや、ミトコンドリアや小胞体に運ばれるタンパク質の遺伝子など、カルシウム調節に関わる可能性があるさまざまなゲノム変異が見つかっています。

私は、双極性障害の原因として「ミトコンドリア機能障害」仮説を提唱して検証を進めてきましたが、現在では、ミトコンドリア機能障害はカルシウム調節障害を引き起こす一因だと考えています。

それでは、カルシウム調節障害が、どのようにして双極性障害の発症につながるのでしょうか。

カルシウム調節障害で細胞内のカルシウム濃度が過度に上昇すると細胞死が起きます。しかし、変異POLGマウスや変異ANT1マウスの脳を調べても、顕著な細胞死は見当たりません。また、双極性障害の患者さんの脳でも顕著な細胞死は報告されていません。

前述のように、変異ANT1マウスではセロトニンを出す神経細胞が過剰に興奮していました。また、双極性障害の患者さん由来のiPS細胞を神経細胞に分化させて調べると、ミトコンドリアの機能が変化して細胞が過剰興奮し、リチウムを投与すると正常化したという報告があります。

私たちは、双極性障害の原因は、さまざまな遺伝要因により神経細胞でカルシウム調節障害が起きて、視床室傍核を中心とする感情関連神経回路（図9－4）が過剰に興奮し、物事を論理的に認識するはたらきよりも、感情で処理するはたらきが強まることにあると考えています。現在、この新しい仮説「感情関連神経回路の過剰興奮」を念頭に置いて研究を進めています。

人の表情を判断しているときの双極性障害の患者さんの脳の活動をｆＭＲＩという手法で計測すると、健常者に比べて感情関連神経回路を構成する扁桃体が過剰に活動しており、物事を論理的にとらえる前頭前野の活動は低下しているという報告があります。私たちの新しい仮説は、こうしたデータも参考にしています。

では、なぜ双極性障害では躁とうつという正反対の気分を繰り返すのでしょうか。恐怖などの環境要因があると扁桃体が活動しますが、視床室傍核が興奮しやすい状態にあると、視床室傍核からの信号に刺激されて、扁桃体はさらに反応しやすい状態になってしまうのかもしれません。一方、報酬などの環境要因があると側坐核が活動しますが、やはり視床室傍核が興奮しやすいと、側坐核がさらに活性化してしまい、躁になるのかもしれません。

感情関連神経回路が過剰興奮しやすい状態なので、環境要因による感情の変化がうつと躁という極端な振り幅の気分変動に増幅されてしまうと考えられます。感情の強さを左右しているのが視床室傍核だと考えています。

既存の治療法が、対症療法ではなく発症原因に作用している可能性

現在、双極性障害の治療に使われている代表的な薬はリチウムです。これは100年以上前に偶然、うつ状態の症状を抑える効果が発見されたものです。また、神経細胞が過剰に興奮してけいれん発作を起こすてんかんを抑える薬や、統合失調症の治療用に開発された非定型抗精神病薬が、双極性障害の症状に効果を持つことが分かり、用いられています。

しかし、双極性障害の治療用に開発されて臨床で使われている薬はまだ一つもありません。そ

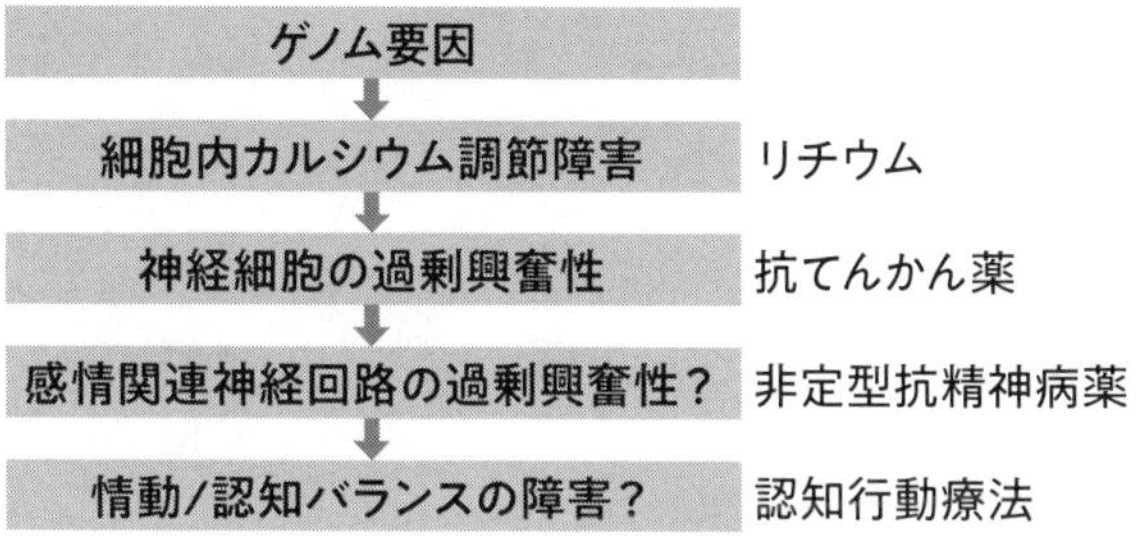

図 9-5　「感情関連神経回路の過剰興奮」仮説と既存の治療法
＊ Kato T., *Eur Neuropsychopharmacol.*, 2022 より

のため、双極性障害の既存薬は、発症原因に直接作用するものではなく、対症療法に過ぎないと思われてきました。ウイルス感染症にたとえていえば、発熱やのどの痛みを抑えるもので、ウイルスに直接作用するものではないと考えられてきたのです。

それでは、**「感情関連神経回路の過剰興奮」仮説**から見た場合、既存の治療法はどのように作用しているのでしょうか（図９－５）。

リチウムにはさまざまな作用がありますが、双極性障害に対する薬効として最も有力な説は、**ＩＭＰ（イノシトールモノフォスファターゼ）**という酵素に対する阻害作用です。ＩＭＰは、小胞体からカルシウムを放出させるＩＰ３（イノシトール三リン酸）に関わる酵素です。リチウムがＩＭＰを阻害することで小胞体からカルシウムが放出されにくくなります。

２０２０年、リチウム以外でＩＭＰの阻害作用のある既存薬を双極性障害の患者さんに投与する臨床試験を行い、躁状態を抑える効果がありそうだという報告がありました。私たちの仮説で見ると、IMPを阻害することで細胞内のカルシウム濃度が正常化して感情関連神経回路の過剰興奮が抑えられ、双極性障害の症状が緩和すると考えられます。

抗てんかん薬には作用の異なる三つのタイプがありますが、そのうち細胞の興奮を調節するタイプだけが双極性障害に有効です。感情関連神経回路の過剰興奮を抑えることで効果を発揮するのでしょう。

非定型抗精神病薬にもいくつかのタイプがありますが、双極性障害の抑うつ症状にも効果があるのはセロトニンのはたらきを抑えるタイプだけです。これも、縫線核から視床室傍核へ放出されるセロトニンの作用を弱めることで感情関連神経回路の過剰興奮を抑えると考えられます。

双極性障害の症状を悪化させてしまう抗うつ薬の多くは、セロトニンのはたらきを強めます。それを双極性障害の患者さんに投与すると、視床室傍核へ作用するセロトニンのはたらきが強まり感情関連神経回路がさらに過剰に興奮して、症状が悪化するのかもしれません。

双極性障害には、認知行動療法が有効とされています。これは、出来事を解釈する際に、認知的に処理するよりも、感情的な情報処理に偏ってしまっている状態を修正していく心理学的な方法です。双極性障害では感情関連神経回路が過剰興奮することで出来事を感情的に解釈する傾向が強くなり過ぎています。認知行動療法はそれを論理的な解釈へ修正することで、双極性障害の症状を緩和するのでしょう。

このように、私たちの仮説から見ると、既存の治療法は対症療法ではなく、発症原因に作用しているとも考えられるのです。

ゲノム研究でも、双極性障害に関連する遺伝子には、抗てんかん薬や非定型抗精神病薬が作用するタンパク質の遺伝子が有意に多いことが報告されています。このゲノムの知見も、既存薬が単なる対症療法でなく、双極性障害の発症原因に作用していることを示唆しています。

視床室傍核を標的にした、新しい診断・治療法の開発を目指す

私は理化学研究所で双極性障害の原因解明を行う基礎研究を進めることで、既存薬とはまったく異なる作用を持つ、発症原因に直接作用する根本治療薬の開発に貢献することを目指していました。そして、感情関連神経回路の過剰興奮という仮説にたどり着き、発症の候補脳領域として視床室傍核を特定することができました。

その仮説から見ると、既存薬も発症原因に作用しているらしいことが分かりました。既存薬の発症原因への作用を強め、それ以外の副作用を減らす研究や、発症原因に基づく既存薬の合理的な組み合わせ方の検討など、より臨床に近い研究も重要だと考えるようになり、私は２０２０年

に病院を持つ順天堂大学に移籍しました。

そこで目指している将来目標は、視床室傍核を標的にした双極性障害の新しい診断法や治療法の開発です。

変異ＰＯＬＧマウスでミトコンドリアＤＮＡの変異が視床室傍核においてたくさん起きているという実験結果を聞いたとき、私はその領域を知りませんでした。脳科学者も、ほとんど注目していなかった領域だったのです。

ヒトの脳で、視床室傍核がどこにあるのかも、はっきりしていません。私たちは、ヒトの死後脳の視床室傍核を染める方法をいくつか試して、ほぼこの辺りにありそうだということが分かってきました。ヒトの視床室傍核は幅1ミリメートルほどの小さな領域です。

また、私たちはマウスの視床室傍核の研究も進め、大きく2種類の細胞群があることが分かりました。それぞれの細胞群は扁桃体と側坐核の異なる部位に信号を送っています。ヒトの視床室傍核にも同様の細胞群があるのか。あるならば、それぞれの細胞群はどこへ信号を送っているのか。それが視床室傍核の機能にどう関係しているのか。健常者と双極性障害の患者さんでは視床室傍核の構造や機能に違いがあるのか。実際に、縫線核からたくさんのセロトニンが視床室傍核へ放出されると神経細胞が過剰に興奮するのか。ミトコンドリア機能障害がある神経細胞は、セロトニンに強く反応してより過剰に興奮するのか。

――それらを解明することが、双極性障害の原因をさらに解明し、視床室傍核を標的にした診断法や治療法を開発する上で重要になります。

「心の病」の脳科学の進展で、精神疾患を合理的に説明できる時代に

順天堂大学では「気分障害センター」を2020年9月に設立し、治療を続けても症状が改善しない患者さんに2週間入院していただき、徹底的に調べる取り組みも行っています。

40名以上の患者さんで詳しい検査をした結果、そのうちの3割くらいは双極性障害とは診断されませんでした。双極性障害がなかなか治らない、と困っておられたのですが、困っている理由は実は双極性障害ではなかったのです。

また、双極性障害と診断された患者さんが、トラウマ体験によって、PTSD（心的外傷後ストレス障害）になっているようなケースもありました。この場合、双極性障害の治療だけではなかなか改善しません。

それまでの治療がうまくいっていないため、症状が改善しない患者さんもいました。双極性障害ではリチウムがまず選択されるべき薬ですが、副作用も大きいので血中濃度を定期的に検査する必要があります。しかし、当クリニックでは採血をしていないので、ということでリチウムを処方しない医師もいるようです。また、整形外科で腰痛などの治療のため、双極性障害の患者さ

んに抗うつ薬が処方されているケースもありました。それにより双極性障害の症状を悪化させてしまいます。患者さんの要望で、抗うつ薬が処方されているケースもあるようです。

このように、気分障害センターで調べてみると、双極性障害の症状がなかなか改善しない患者さんが、必ずしも難治性ではなく、診断や治療がうまくいっていないケースが多いことが分かったのです。なかなか治らない患者さんでも、複数の既存薬を組み合わせて発症原因に効果的に作用するようにすれば、症状が改善される可能性があります。

私たちは、患者さんの視床室傍核の状態をＭＲＩなどの脳画像法で調べて、双極性障害とそれ以外のうつ状態を区別して早期に正しい診断を下せる方法の開発を目指しています。

ただし現時点では、患者さんの死後脳を調べて、その方が双極性障害だったのかそれ以外の精神疾患だったのかを区別することさえ難しい状況です。それが実現できても、患者さんの生きた脳を対象にした新しい診断法や治療法の開発には時間がかかります。

双極性障害に限らず精神疾患では、患者さんが診断や治療を十分に納得できていないため、治療を続けずに再発するケースも数多くあります。本書で紹介されているように、脳科学の進展により、これまで「心の病」と思われてきた精神疾患の原因解明が進んでいるので、精神疾患の臨床現場で「あなたはこういう原因で発症する病気です」「処方した薬は、その発症原因にこのように作用して症状を改善します」と合理的な説明ができる時代は、近い将来に実現できると思います。患者さんたちが診断や治療を納得して受け入れることで、精神疾患の医療は大きく進展するはずです。

コラム6 適応障害とうつ病のあいだ

私たちは日常の中で、「うつ」という言葉を気軽に使っています。これは海外でもそうで、depressionという英語は日常用語になっています。それだけに、病気としての「うつ病」と日常語の「うつ」のあいだの見極めは、簡単ではありません。

日常語の「うつ」というのは、失恋など誰でも嫌な気分になってしまうようなストレス因があって、気分が落ち込んでいる状態です。この落ち込み方が、その原因に比べて不釣り合いに強い場合に、**適応障害**と診断されます。

そして、適応障害の診断基準の中には、ストレス因がなくなれば治る、ということが書かれています。

うつ病でも、ストレス因がきっかけになることが多いのですが、うつ病は、ストレス因が解消されたからといって治るものではありません。仕事の失敗で損失を出したことが契機となって適応障害になった人は、「あの損失、間違いでした！」と言われたら飛び上がって喜びますが、仕事の失敗で損失を出したことが契機となってうつ病が発症した人は、「あの損失は解消したから大丈夫ですよ」と言われても、「いや、そんなはずはない。自分の損失は決して解消しないはずだ」などと悪いほうにしか考えられません。うつ病は、きっかけとなったストレスがなくなったからといって、自然に治るわけではないのです。

このように、適応障害は「ストレス因が解消されたら治る」わけですが、実はこれがくせ者です。なぜなら、適応障害の原因となったストレスは、解消される場合ばかりではないからです。

ストレス因がなくなれば治る、とひと言で言われても、そのストレス因は、なくなるまで何十年かかるか分からない。いや、なくならないかもしれないのです。となると、「ストレス因がなくなれば治る」という基準では、うつ病と適応障害の鑑別ができないではないか？　ということになります。

そのため、ある程度以上、症状が重く、持続していれば、ストレス因との関係性はさておいて、自動的にうつ病と診断することになっています。経験的に、このくらい重ければ、ストレスがなくなっただけでは治らない場合が多い、ということで設定された基準ですので、ひょっとして、ストレスがきっかけにうつ病と診断される状態になった人の中には、ストレスがなくなったら、スカッと治ってしまう人もいるかもしれません。この場合は、本当は適応障害だったのだろう、ということになるわけです。とはいえ実際には、臨床現場でそのような方はほとんどおられないように思います。

ストレス因がなくなっただけでは治らないうつ病では、脳の中で、神経細胞の形が変わるほどの変化が起きていると考えられています。それに対して、ストレス因がなくなれば治る適応障害は、ストレスによる可逆的な、機能的な変化に留まると考えられます。

適応障害の動物モデルの研究、というのは聞いたことがありませんが、ストレスによって直接的に生じ、ストレスがなくなれば収まる行動変化を適応障害とすると、適応障害こそ、動物実験で山ほど研究されているものといえるのかもしれません。

加藤忠史●順天堂大学医学部　精神医学講座　主任教授

第10章 ニューロフィードバックは、精神疾患の治療に応用できるか
――脳活動を誘導して症状を緩和する

理化学研究所 脳神経科学研究センター 人間認知・学習研究チーム チームリーダー●柴田和久

自分で自分の脳活動を誘導する「ニューロフィードバック」

私たちが2011年に開発したニューロフィードバックの新手法（Decoded Neurofeedback：**DecNef**〔**デクネフ**〕）を用いることで、顔の好みを変化させたり、ヘビやクモなど苦手なものに対する恐怖反応を緩和させたりすることができます。**ニューロフィードバック**とは、ごく簡単に言うと、脳の情報を解読し、その情報をリアルタイムで被験者に見せ、自分で自分の脳活動を特

定のパターンへ誘導してもらう技術です。

精神疾患の患者さんの脳の情報を解読して、症状の主な原因となっている脳領域の活動パターンをニューロフィードバックで変えることができれば、治療効果が高く副作用の少ない治療法につながる可能性があります。その実現を目指して、国の研究プロジェクトが行われ、ベンチャー企業も設立されています。

ニューロフィードバックは、精神疾患の新しい治療法として実用化できるのでしょうか。この章では、DecNefによる実験例を紹介し、最後に精神疾患の治療への応用について考えてみましょう。

脳からの信号をいかに細かく読み取るか

ニューロフィードバックでは、いかにうまく脳から信号を読み出すかが重要になります。脳活動に由来する信号を頭の外から非侵襲的に計測する方法には、脳波やfMRIがあります。**脳波**は、神経細胞集団の電気活動を反映した信号で、頭皮に配置した電極で計測します。**fMRI（機能的MRI）**は、脳活動を反映した血流量の変化に由来した信号で、病院などで使うMRI（核磁気共鳴画像法）装置で計測します。

脳波は脳活動の素早い変化を、高い時間分解能、つまり短い時間間隔で捉えることができる反

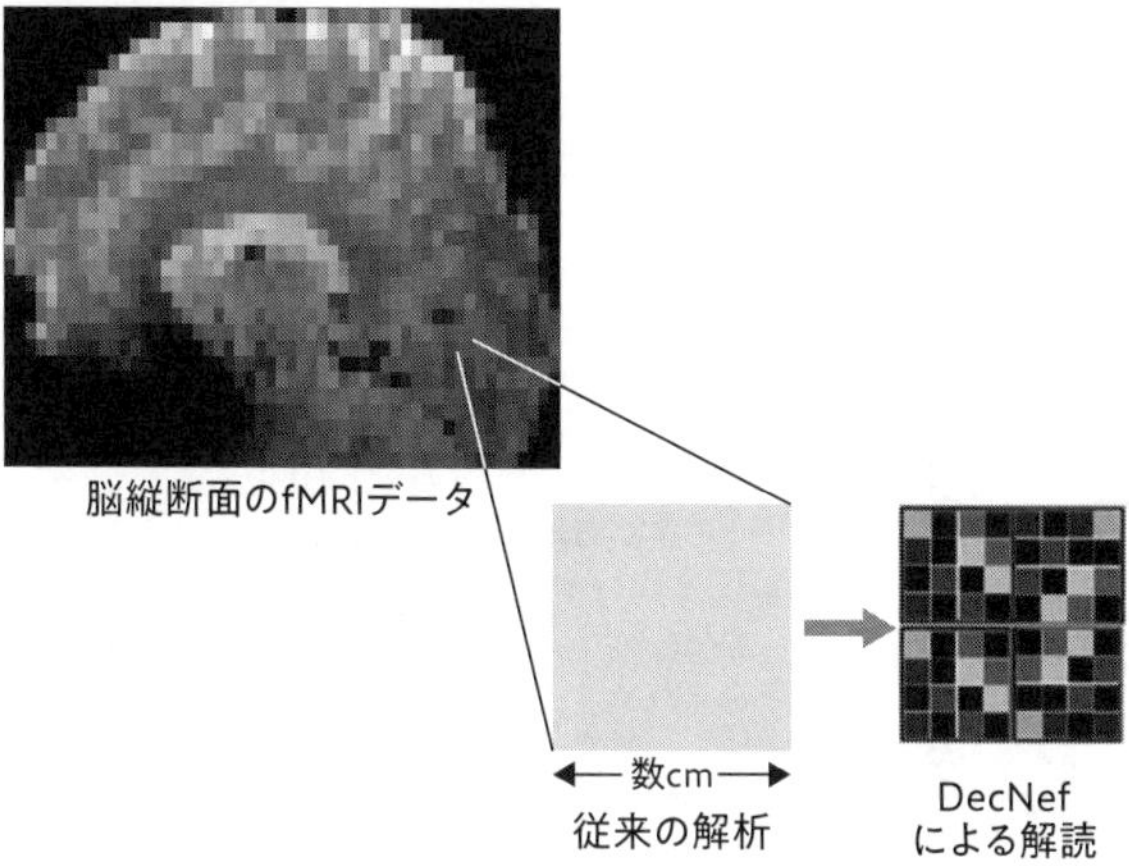

図10-1　従来のfMRIデータの解析とDecNefによる解読
DecNefでは、従来のfMRIニューロフィードバックと比べてより細かい脳の情報を扱うことができる

面、計測できるのは主に脳表面の活動で、どの領域の活動かを高い空間解像度、細かいサイズごとに計測することはできません。一方、ｆＭＲＩの時間分解能は高くありませんが、脳の表面から深部までミリメートル単位の空間解像度で脳活動を調べることができます。

21世紀に入り、ＭＲＩ装置が改良され、その計測データをリアルタイムで解析する技術が向上したことで、ｆＭＲＩを用いたニューロフィードバックに基づいたさまざまな実験が行われるようになりました。たとえば、慢性疼痛《とうつう》の緩和やパーキンソン病の症状の改善、注意の持続力の向上などに効果があるという実験結果が報告されました。

２０１０年代になると、ｆＭＲＩニューロフィードバックと機械学習の技術を組み合わせた方法が登場し始めました。私たちが２０１１年に開発したDecNefも、機械学習とｆＭＲＩニューロフィードバックを組み合わせた手法です。

従来のｆＭＲＩフィードバックでは、数センチメートルサイズに区切った脳領域内の信号が高いか低いかという情報を用いていました。DecNefでは、数センチメートルサイズの脳領域をさらに数百に区切り、その領域の活動パターンから脳情報を解読します（図10－1）。

DecNefでは、従来のｆＭＲＩニューロフィードバックに比べてより細かい情報を扱うことができます。たとえば、被験者が赤と緑を見ているときの視覚野の活動パターンの違いはわずかだとしても、機械学習によってその違いを識別して、赤を見ているときと、緑を見ているときの活動パターンをそれぞれ同定します。そのような脳の解読器を**デコーダ**と呼びます。このデコーダを被験者ごとにつくることで、脳活動のパターンを見るだけで、その人が今、赤を見ているか緑を見ているかを判別できるのです。

人工的に「共感覚」をつくる方法

DecNefで何ができるのか、実験例を紹介していきましょう。私たちはまず、視覚の認識に関わる脳の視覚野をターゲットにしました。

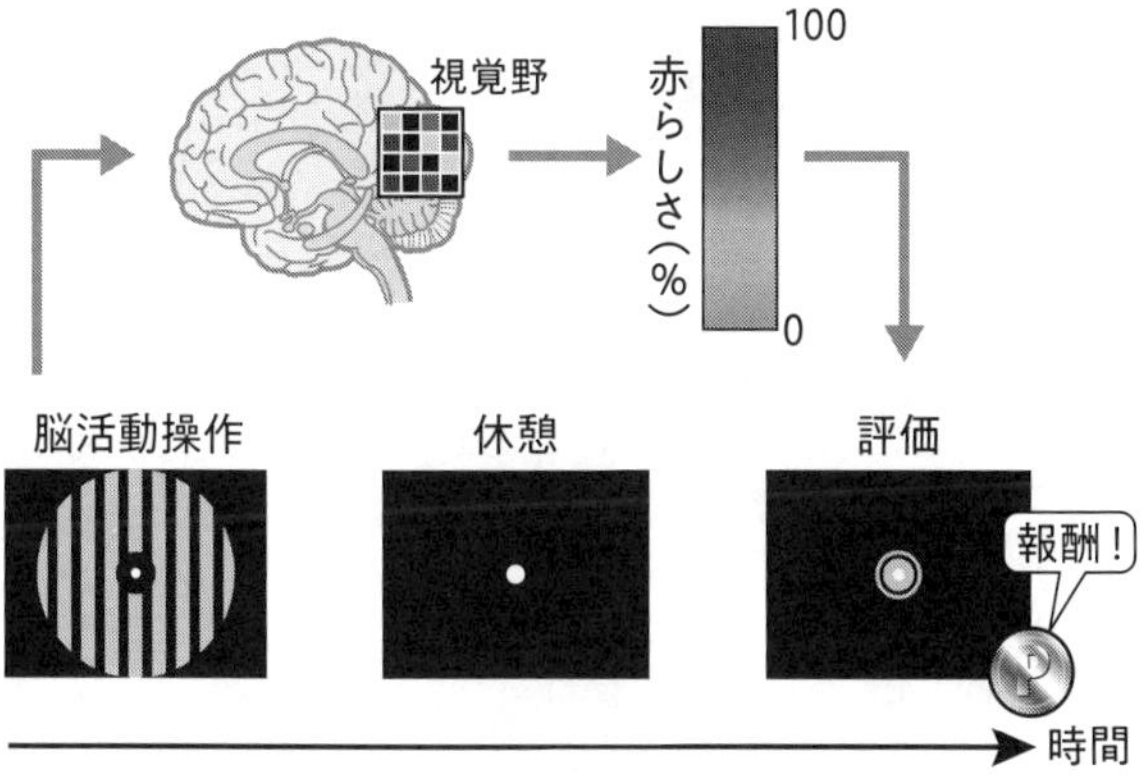

図10-2　ニューロフィードバックで人工共感覚をつくる
左下の画面を見ているとき、被験者は脳活動操作をする。そのときの脳の視覚野の活動パターンを解読し、赤色を見ている脳パターンに近いほど大きな円が示される（大きな円ほど報酬を多くもらえる）。これを繰り返すと、左下のモノクロの縦縞が赤っぽく見えるようになる

特定の文字に色が付いて見えたり音に形を感じたりする**共感覚**を持つ人がいます。ニューロフィードバックによって、モノクロの縦縞が赤っぽく見えるといった、**人工共感覚**をつくることができるでしょうか。

まず、fMRIと機械学習によって被験者の視覚野の活動パターンを解読して、赤色と緑色を見ているときのそれぞれの活動パターンを同定します。被験者ごとの脳の解読器、デコーダをつくるのです。

そして、図10－2下のような画面を被験者に示しながらニューロフィードバックを行います。

最初の画面（図左下）でモノクロの

縦縞を見せながら、6秒間ほど被験者に**脳活動操作**を行ってもらいます。脳活動操作といっても、特別なことではなく、被験者に自由にいろいろなことを考えてもらうだけです。ある人は英語の翻訳をしたり、別の人は数を数えたりします。

6秒間の休憩の後、評価を示します。脳活動操作のときの視覚野の活動パターンをデコーダで解読して、赤色を見ているときの活動パターンに近いほど大きな円を示します。円が大きいほど高評価を表し、被験者はたくさんの報酬（この実験の場合は、本当のお金）がもらえます。被験者が脳活動操作のときにいろいろなことを考え、たとえば、数を数えているときに偶然、高い評価になったりします。

このニューロフィードバックを1日1時間、計3日間繰り返したあと、被験者にモノクロの縦縞を見せて何色かを質問すると、「赤っぽく見える」と答えるようになりました。DecNefで人工共感覚をつくることに成功したのです。

このニューロフィードバックを行うとき、赤色が評価の基準であることや、人工共感覚をつくる実験であることは被験者に伝えていません。脳活動操作のとき、赤色をイメージしていた被験者はいませんでした。被験者が赤色を思い浮かべていなくても、視覚野は赤色を見たときと同じような活動パターンになるのです。被験者が脳活動操作で考えていたことはさまざまで、一貫性や傾向はありません。

脳には、報酬をもらえるように神経回路を変化させる学習機能があります。ニューロフィードバックによって無意識のうちに学習が進み、視覚野の中の縦縞を認識する神経細胞群と赤色を認識する神経細胞群の結合ができたのだと考えられます。

ニューロフィードバックで「顔の好み」が変わった

ニューロフィードバックは、視覚野以外の活動も誘導できるのでしょうか。脳の**帯状《たいじょう》皮質《ひしつ》**は、感情や学習、報酬などさまざまな機能に関わる高次領域です。私たちは、そこをターゲットにDecNefを行い、顔の好みを変える実験を行いました。

まず、被験者に400枚の顔写真を見せて、レベル1（嫌い）からレベル10（好き）の10段階で評価してもらいます。そしてレベル1～10の顔写真を被験者が見ているときの、帯状皮質の活動パターンを解読するデコーダを作成します（図10－3上）。

次に、図10－3下の画面でニューロフィードバックを行いました。被験者がレベル5～6と評価した平均的な好みの顔がモニターに提示され、次に脳活動操作を行ってもらいます。休憩の後、脳活動操作を行ったときの帯状皮質の活動パターンに対する評価を示します。

この例では、レベル10の好きな顔を見たときの脳活動パターンに近づくほど評価と報酬が大きくなるように誘導しました。このニューロフィードバックを1日1時間、3日間行ったあと、そ

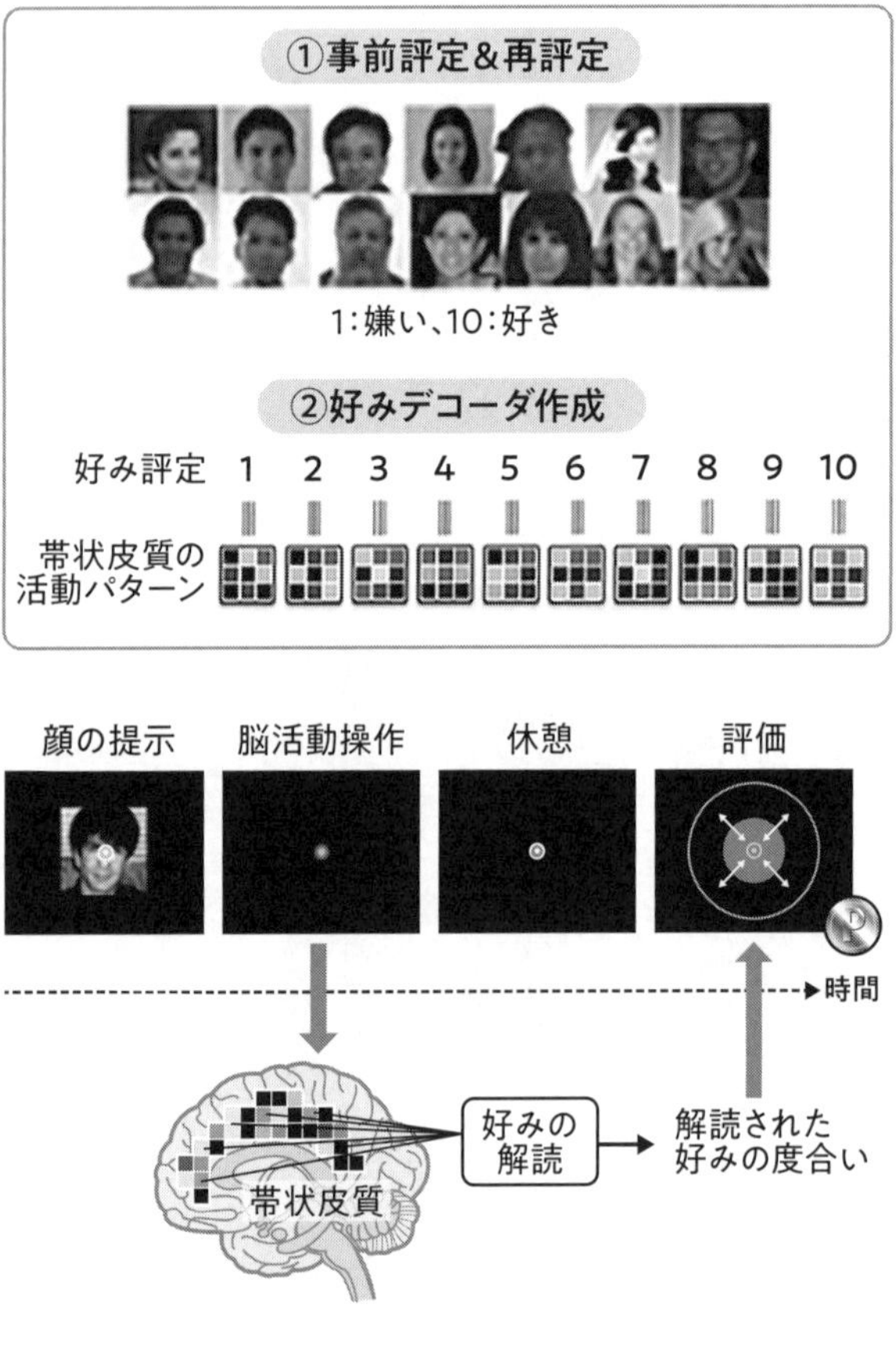

図 10-3　ニューロフィードバックで顔の好みを変える
（上）① 400 枚の顔写真を見せて好き・嫌いのレベルを 10 段階で評価してもらう。②各レベルの写真を見ているときの脳活動のパターンを解読するデコーダを作成する。（下）作成したデコーダをもとに、図 10-2 の手法と同様にニューロフィードバックを行う。誘導した脳活動パターンに応じて好みを変えることができた

の被験者たちに平均的な顔を示して好き嫌いを聞くと、以前の評価より平均で0・5ポイントほど「好きになった」と答えるようになりました。

次に、レベル1の嫌いな顔を見たときの脳活動パターンに近づくほど、評価と報酬が最大になるように誘導するニューロフィードバックも行いました。すると、その被験者たちは、平均的な顔が以前よりも、平均で0・5ポイントほど「嫌いになった」と答えました。この実験でも、評価の基準や目的を被験者に伝えていません。

この実験で解読したのは帯状皮質の活動でしたが、顔を認識する神経細胞群は**紡錘状回**《ぼうすいじょうかい》という別の脳領域にあることが知られています。このことから、今回の実験では顔の認識自体は変わりませんが、「顔を見て感じる好き嫌いの感覚が変わった」と考えられます。

ヒトの脳を理解するための有力な手法に

これまでに、DecNefを用いて、さまざまな脳領域をターゲットにして、特定の活動パターンへ誘導する実験が行われてきました。そして、どこの脳領域をターゲットにして何が可能になるのか、DecNef実験のデータベース整備が進められています（図10－4）。

モデル動物の脳を対象に、特定の神経細胞の活動を光で操作する**光遺伝学**の登場により、脳科学は大きく進展しました。しかし、光遺伝学は侵襲的な方法であり、倫理的な制約からヒトに用

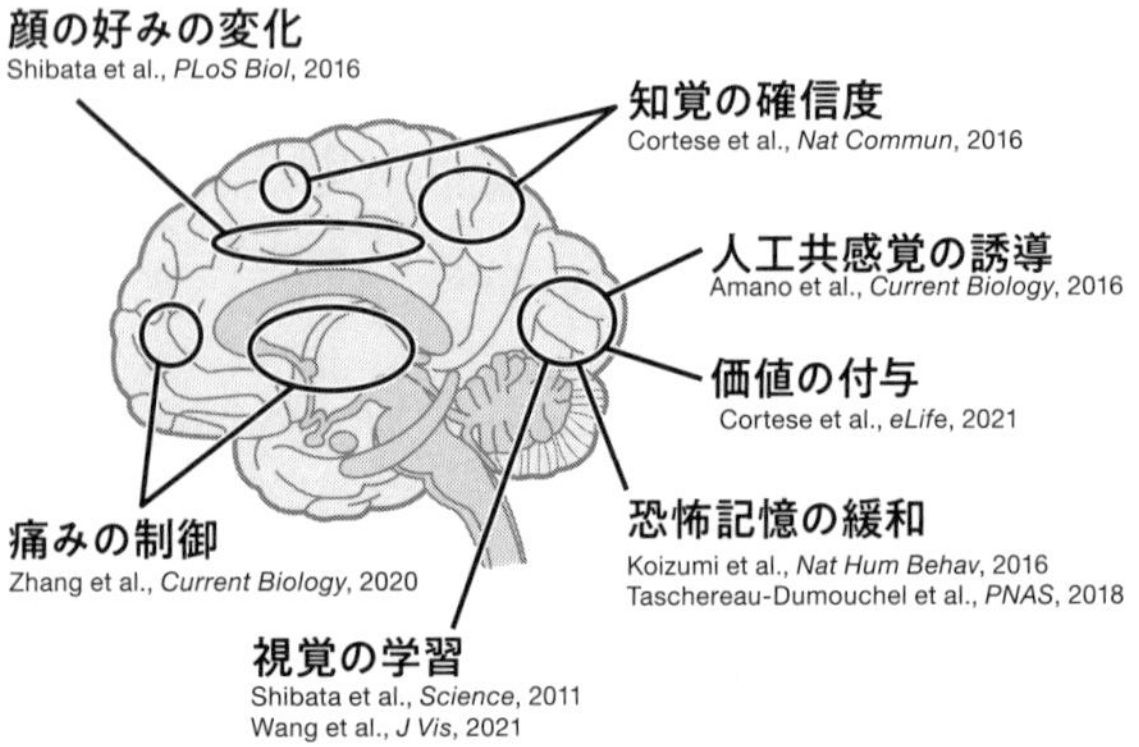

図 10-4　これまでの DecNef 実験の対象
DecNef 実験のデータを集めたデータベースの整備も進められている

いることはできません。ヒトの脳を対象にした非侵襲の技術であり、さまざまな脳領域をターゲットに特定の活動パターンへ誘導するニューロフィードバックは、ヒトの脳を理解するための有力な手法となるでしょう。

PTSD治療につながる可能性

さて、ニューロフィードバックは、精神疾患の治療にも有効なのでしょうか。小泉愛さん（現 ソニーコンピュータサイエンス研究所）が中心となって、将来的にはPTSD（心的外傷後ストレス障害）等の治療法の確立を見据え、DecNefで恐怖反応を緩和する実験を2016年に行いました。

PTSDは、第8章で紹介しているように、死の危険を感じるような恐怖体験（トラウマ体験）をしたことが原因で発症する精神疾患の一種です。そのトラウマ体験が今、起きているかのようによみがえる**フラッシュバック**が生じて、不安や緊張が高まる恐怖反応を示し、生活に支障をきたすこともあります。

現在、ＰＴＳＤの代表的な治療法としては、医師の指導のもとで恐怖体験を何度も思い出し、怖がる必要がないことを繰り返し学習する**暴露療法**があります。つらい恐怖体験を思い出すことは患者さんにとって大きなストレスとなるため、最大50％くらいの患者さんが途中で治療を止めてしまうと報告されています。

DecNefならば、恐怖体験を意識的に思い出すことなく、恐怖反応を緩和することができる可能性があります。

それを確かめるために、次のような実験を行いました。まず、被験者が赤色や緑色の縞模様を見ているときの視覚野の活動パターンを解読するデコーダを作成します。次に、特定の色と恐怖反応を結び付けます。被験者が赤色あるいは緑色の縞模様を見ているときに、微弱な電流を指先に与える恐怖体験を繰り返します。恐怖体験といっても、指先に痛みを感じるくらいの安全なレベルの刺激です。それでも赤色や緑色の縞模様を見ると恐怖反応を示し、手に汗をかくようになります（図10－5上）。

その後、ニューロフィードバックを行います。モノクロの縦縞を見ながら脳活動操作を行って

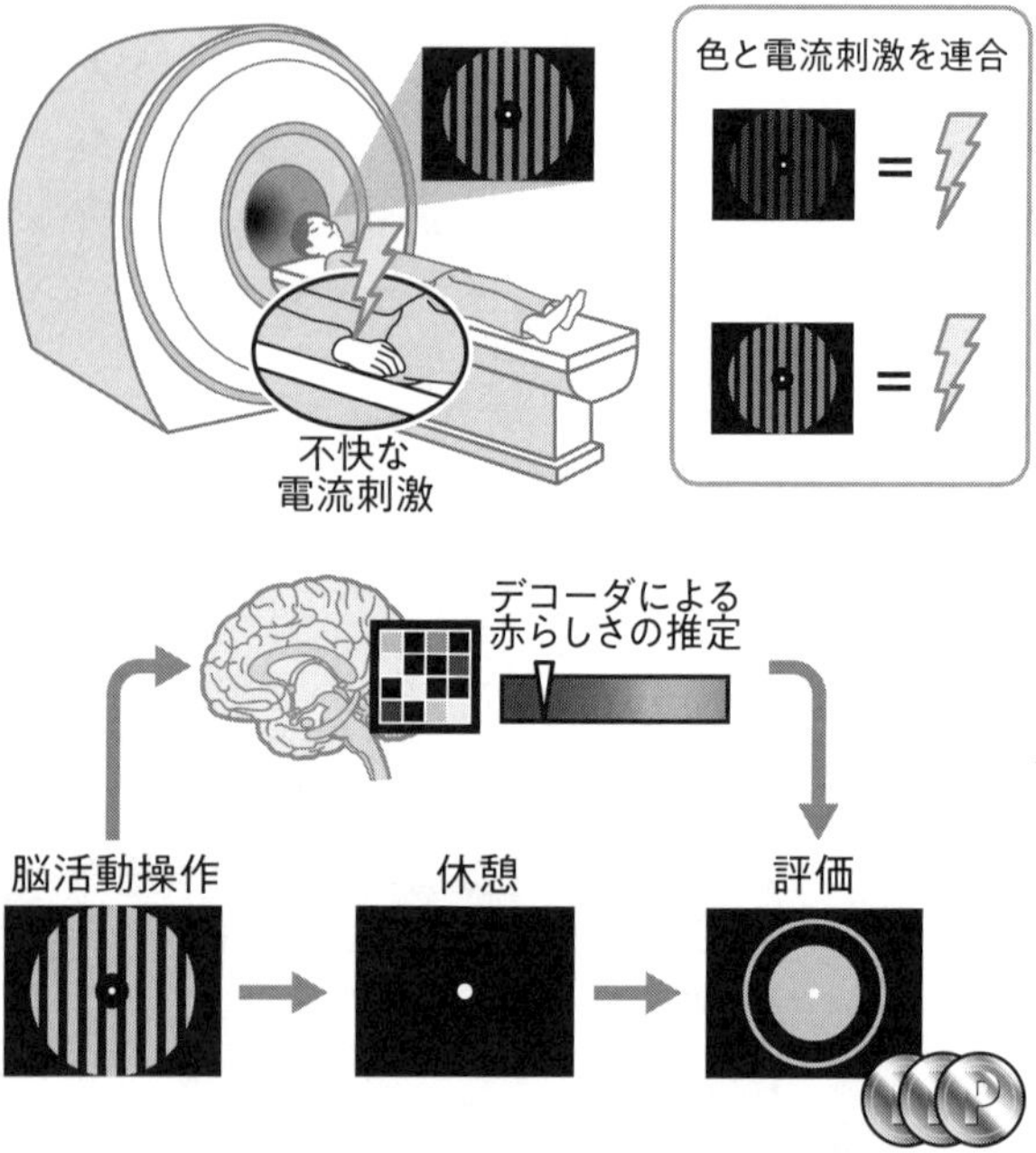

図 10-5　ニューロフィードバックで恐怖反応を緩和する
(上) 被験者が赤あるいは緑の縞模様を見ているときに、微弱な電流を流す恐怖体験を繰り返すと、手に汗をかくようになる。(下) ニューロフィードバックで、赤に対応する脳活動パターンが起こったときに報酬が与えられることを学習してもらうと、恐怖反応が緩和する

もらい、それをデコーダで解読して視覚野が赤色の縞模様を見ているときの脳活動パターンに近づくほど高い評価を示します（図10－5下）。つまり、視覚野が赤色の縞模様を見ているときの活動パターンになったとき、電流刺激という恐怖体験ではなく、報酬が与えられることを学習してもらうのです。

このニューロフィードバックを1日1時間、計3日間行った後、恐怖反応を再度確認します。被験者に緑色の縞模様を見せたときの手の発汗率は変わりませんが、赤色の縞模様を見せたときの発汗率は下がりました。つまり、恐怖反応が緩和されたのです。

この実験においても、被験者に実験の目的や評価基準は伝えておらず、ニューロフィードバック中に意識的に赤色の縞模様を思い出す被験者はいませんでした。つまり恐怖体験を意識的に思い出すことなく、恐怖反応だけを緩和することに成功したのです（図10－6）。

恐怖反応が現れるとき、脳深部にある扁桃体の活動が高まることが知られています。この実験ではまず電流刺激を繰り返すことにより、赤い縞模様に反応する視覚野の神経細胞群と、扁桃体の恐怖反応に関わる神経細胞群の結合ができたと考えられます。その結合がDecNefによって弱まり、恐怖反応が緩和されたのでしょう。

しかしこの実験は人工的なものであり、このまま私たちの生活に持ち込むことはできません。

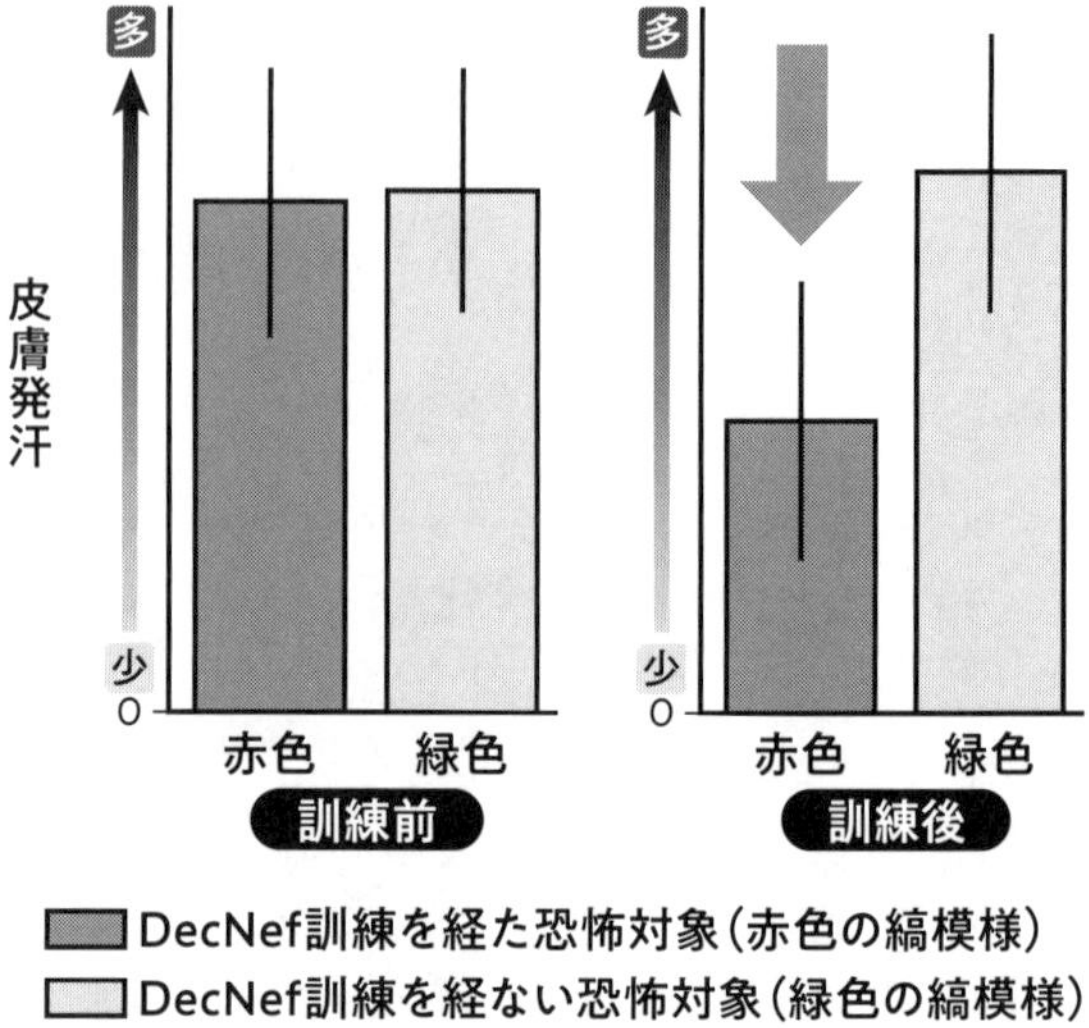

図 10-6　DecNef 訓練前後の恐怖反応の変化

図 10-5 で行ったニューロフィードバック（DecNef）の前後で比較すると、恐怖対象（赤色の縞模様）に対する恐怖反応（手の発汗）が DecNef 訓練によって減少している　＊ Koizumi A. et al., *Nat Hum Behav.*, 2016 より一部改変

赤色や緑色が恐怖対象になる前に、被験者に赤色や緑色の縞模様を実際に見せて脳活動を計測しているからです。つまり、恐怖体験に結びつく視覚刺激に対する脳の活動パターンをあらかじめ計測し、デコーダを作成しているのです。私たちの生活のなかで何が恐怖の対象になるか、あらかじめ知ることはできません。かといって、恐怖記憶が形成されたあとにデコーダをつくろうとすると、

被験者に恐怖対象を見せることになってしまい、つらい恐怖体験を思い出させる暴露療法と変わらなくなってしまいます。

恐怖体験を意識に上らせずに、恐怖反応を緩和できるか

恐怖体験を一度も意識に上らせることなく、それに対する恐怖反応だけを緩和することはできるでしょうか。2018年、米国カリフォルニア大学ロサンゼルス校のハクワン・ラウ（Hakwan Lau）さん（現 理化学研究所脳神経科学研究センター）らは、小泉さんらの実験を発展させて、それに挑みました。

たとえば、もともとヘビに強い恐怖反応を示すAさんを被験者にします。Aさんがヘビを見たときの脳活動パターンを、Aさんにヘビを見せずに解読できるデコーダを作成する必要があります。しかし、ほかの人がヘビを見たときの視覚野の活動パターンは、Aさんとは異なります。

どうしたかと言うと、ラウさんらは、ヘビに恐怖を感じない数十名の人たちにヘビを見てもらい、そのときの脳活動パターンをもとに「ハイパーアラインメント」という機械学習の手法で、Aさんがヘビを見ているときの脳活動パターンを判定可能なデコーダをつくりました。

そして、そのデコーダを用いたDecNefをAさんに行いました。ヘビを見たときの視覚野の活動パターンに近くなるほど高い評価を示して報酬を与えるニューロフィードバックを実施したの

です。このときも、Aさんには実験の目的を告げていないので、ヘビを意識に上らせたわけではありません。Aさんの視覚野がヘビを見ているときの脳活動パターンになっても、ヘビがAさんの意識に上るということはありませんでした。しかし、3日間のニューロフィードバック後、Aさんのヘビに対する恐怖反応（手の発汗率）は緩和され、扁桃体の活動も弱まりました。

DecNefによって恐怖反応が緩和されたのだから、Aさんはヘビを見ても怖いという感情を抱かなくなるのでしょうか。ところが、そうとは言い切れない興味深い仕組みを脳は持っています。

別の研究で、ラウさんらはさまざまな画像に対する被験者の恐怖反応の度合い（手の発汗率）と意識的に感じる恐怖感情の度合い（主観評価）がそれぞれ脳のどの領域と関係するかを、fMRIによって調べました。恐怖反応の度合いは扁桃体の活動とよく対応していました。一方で、恐怖感情についての主観評価は前頭前野の活動と対応していたのです。すなわち、脳のなかでヘビを見たときの恐怖反応に関連する領域と、ヘビを見て怖いという意識経験に関連する領域が異なることが分かったのです。

意識経験を生み出す脳の仕組みは脳科学の未解明の課題ですが、ヘビという視覚情報に対応した視覚野の情報が前頭前野に伝わることで、ヘビが意識に上るという仮説があります。すなわ

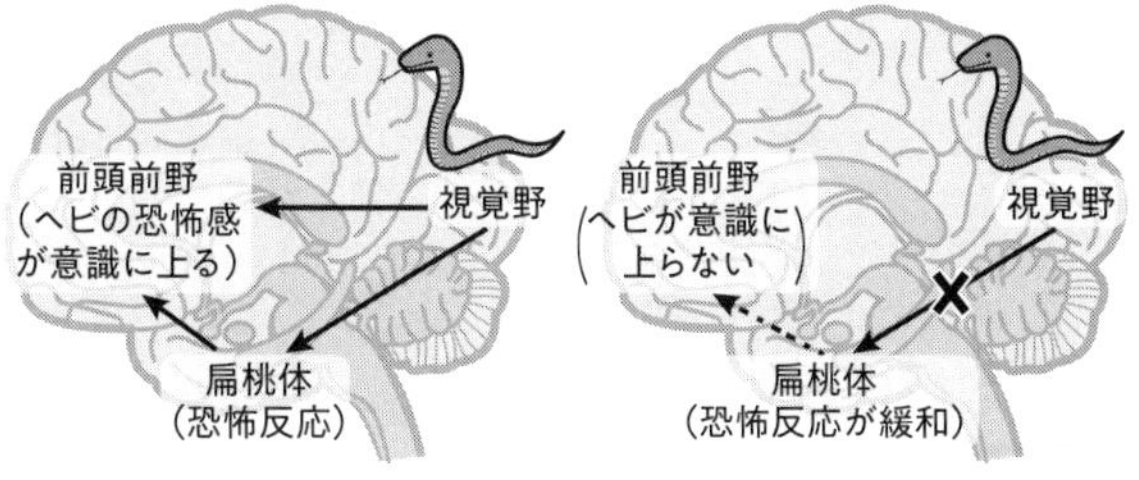

図10-7　DecNefによって脳活動はどのように誘導されたのか
ヘビが怖いことを学習するときの脳活動の予想図（左）。ニューロフィードバックを行うと、ヘビという情報に対する視覚野と扁桃体の結合が弱まり、恐怖反応だけが緩和されると考えられる（右）

ち、実際にヘビを見て、ヘビに関わる視覚野の情報が前頭前野に送られてヘビが意識に上ると同時に、視覚野からヘビの情報が扁桃体へ送られて恐怖反応が起こり、その恐怖反応の情報が扁桃体から前頭前野に送られると予想されます（図10－7左）。Aさんがヘビを怖いという意識経験を持つのは、視覚野から送られてきたヘビという視覚情報と、扁桃体から送られてきた恐怖反応の情報が、前頭前野で結び付いたためである、と考えることができます。この意味で、ヘビが怖いという意識経験は、視覚情報と恐怖反応の組み合わせによる記憶であるということもできるでしょう。

今回のDecNefでは、ヘビという情報に関して視覚野と扁桃体の結合が弱まり、その結果、恐怖反応が緩和されます（図10－7右）。しかし、前述の考えに基づくと、それまでの経験によりヘビは怖いと学習した前頭前野の記憶は残ったままなので、ヘビが意識に上ったときの恐怖感はまだ消えていない可能性があります。

一方で、扁桃体から前頭前野へ伝わる恐怖反応の情報は弱まっているはずです。したがって、時間が経てば、主観的な恐怖感も消えるかもしれません。ヘビに関する視覚野の情報が前頭前野へ伝わったとき、扁桃体から前頭前野へ伝わる恐怖反応の情報が弱まった状態が続くと、前頭前野がヘビは怖くないことを再学習して、いずれは、ヘビが意識に上っても恐怖感がなくなる可能性が考えられるからです。

視覚野はヘビを見たときの活動パターンになっているのに、ヘビが意識に上らないといった特殊な脳の状態を生み出せるDecNefによる実験を発展させることで、恐怖記憶における扁桃体および恐怖感情における前頭前野の役割や、無意識と意識の関係の理解がさらに進むでしょう。

脳画像から見えてきた患者と健常者の違い

ニューロフィードバックは、精神疾患の新しい治療法として実用化できるのでしょうか。少数の患者さんを対象にした実験により、治療効果があったという報告はありますが、ニューロフィードバックの精神疾患に対する治療効果について、実用化に耐えうるというのに十分な証拠を得るのはまだこれからで、世界中でさまざまな試みが現在進行中です。

私自身は精神疾患の治療を目指した研究を行ってきたわけではなく、DecNefなどの手法を用いて、認知や意思決定、学習といった脳の仕組みの解明を目指す基礎研究を進めているのですが、そのような立場から、ニューロフィードバックが精神疾患の治療に応用できるかどうか考えてみましょう。

ニューロフィードバックで治療を行うには、精神疾患の症状を引き起こす主な原因となっている脳領域や脳ネットワークをターゲットにする必要があるでしょう。本書でも紹介されているように、従来は疾患モデル動物や患者さんの死後脳を調べて、精神疾患の原因領域の解明が進められてきました。

何もしていない安静時の脳活動をｆＭＲＩで計測すると、精神疾患の患者さんと健常者で脳活動に違いがあることが最近分かってきました。その違いから、精神疾患の原因領域を特定できる可能性があります。ヒトの脳データを解読する技術がこの10年で洗練され、実際の患者さんの脳活動を解読して精神疾患の原因領域を探ることが可能になり始めているのです。

現在、日本中の大学や病院、研究機関が連携して健常者や精神疾患の患者さんのｆＭＲＩデータが集められています。実は、施設ごとにＭＲＩ装置の機種や計測手順に違いがあり、それがｆＭＲＩデータの解読を難しくしています。また、年齢や服用している薬の影響もｆＭＲＩデータに表れます。それら疾患以外の要因をｆＭＲＩデータから取り除き、精神疾患と関係する脳活動を突き止める必要があります。そのために、精神科医や脳科学者、情報科学者たちが連携してデータの分析を進めています。

うつ病や統合失調症、自閉スペクトラム症といった疾患ごとの脳活動の特徴が分かれば、それを指標（バイオマーカー）にして診断を下すことができるようになります。

現在は、医師が患者さんから症状を聴き取り、診断を下しています。たとえば、うつ病と問診で診断された患者さんたちの中でも、脳活動はいくつかのタイプに分かれる可能性があります。ある脳活動のタイプの患者さんは特定の抗うつ薬が効くが、別のタイプには効かないといったことが分かれば、脳活動から、患者さんごとに最適な対策を選んで治療を進めることができるようになるでしょう。

原因領域に直接アプローチして、効果が高く副作用の少ない治療へ

精神疾患の原因領域が推定できれば、そこをニューロフィードバックのターゲットにして、健常者の脳活動パターンに誘導することで症状が緩和されるかどうかを調べることができます。それにより、その領域が本当に症状を引き起こす主な原因となっているのかを検証することができるでしょう。このような研究は、ニューロフィードバックによる精神疾患の治療法の開発に直接つながります。

現在の精神疾患の治療薬は脳全体にはたらくため、副作用もあります。原因領域に直接アプローチするニューロフィードバックは、効果が高く副作用の少ない治療法になると期待されています。

ただし、私たちが行ってきたDecNefの実験でも、被験者全員が、特定の脳活動パターンの誘導をできるようになるわけではありません。とくに、年齢が上がると脳活動パターンの誘導がうまくできない傾向があります。ニューロフィードバックを精神疾患の治療として実用化まで持っていくには、患者さんの年齢などにかかわらず特定の脳活動パターンを高い確率で誘導できる手法を開発する必要があるでしょう。

新しい治療法を普及させるにはコストも重要です。脳波は比較的安価で小型の装置で計測できるので、脳波ニューロフィードバックは低コスト化が可能です。一方、ＭＲＩはとても高価で持ち運びができない大型の装置なので、ｆＭＲＩニューロフィードバックにはコストがかかります。

イスラエルの研究者らは、ｆＭＲＩと脳波のよいところをうまく組み合わせ、ニューロフィードバックでＰＴＳＤを治療しようとしています。ターゲットは、脳波では計測が難しい脳深部の扁桃体です。最初の１回だけ、脳活動をｆＭＲＩと脳波で同時に計測します。そして、ｆＭＲＩ

と脳波のそれぞれのデータの対応付けをしてデコーダを作成します。そうすると、脳波のデータだけから脳深部にある扁桃体の情報をうまく読み出せるようになります。それ以降は、自宅やクリニックで脳波を用いて扁桃体をターゲットにしたニューロフィードバックによる治療を行うことができるというわけです。

10年後には、現在の技術でニューロフィードバックを精神疾患の治療に応用できるかどうか、ある程度の答えが出るでしょう。そこで否定的な結論が出ても諦める必要はありません。ヒトの脳活動の計測や解読の技術がさらに進展し、脳の仕組みの理解が深まることで、ニューロフィードバックが精神疾患の治療法として普及する日がいずれ訪れると期待しています。

第11章

ロボットで自閉スペクトラム症の人たちを支援する

——人間にはできない早期診断・適切な支援が可能に

長崎大学大学院　医歯薬学総合研究科　教授／長崎大学病院　地域連携児童思春期精神医学診療部　部長●熊﨑博一

学校のクラスに3～4人は発達障害の疑いがある

私は病院で児童精神科医として診療に当たるとともに、ロボットを使って自閉スペクトラム症（ASD）の人たちを支援する研究を進めています。

全国の公立小中学校の通常学級において、発達障害の疑いがある児童生徒は8・8％に上ります（文部科学省／2022年）。学校の1クラス40人に3～4人は発達障害の傾向を持つことになります。
生まれつき脳のはたらき方に違いがある**発達障害**には、注意欠如・多動症（ＡＤＨＤ）や学習障害（ＬＤ）、そしてＡＳＤが含まれます。ＡＳＤの人たちは、ほかの人と関わる対人関係や、相手の気持ちを理解したり自分の思いを伝えたりすることが苦手で、社会性やコミュニケーションに障害があります。また、興味の対象が限定的で、同じ言葉や動作を繰り返す特徴があります。

雨は痛いじゃないですか、雨が当たるとひとつの毛穴に針が何本も刺さるように痛くありませんか？（ニキ・リンコ）
プールの前の腰洗いは怖かった、私にとってはキッチンハイターの原液に侵される感覚だった（藤家寛子）
〔ニキ・リンコ、藤家寛子『自閉っ子、こういう風にできてます！』２００４年、花風社刊より要約〕

これは、ＡＳＤの人たちが語った自らの感覚です。ＡＳＤの人には、感覚刺激に過敏だったり、逆に鈍感だったりする感覚異常が見られます。ここでいう「感覚」は、五感から得られる情報だけでなく、リズム感などかなり広い範囲のものを含みます。

ASDの人たちにとって、人間の顔は刺激が強すぎる

さまざまな感覚情報の処理や認識において、ASDの人たちは脳のはたらき方に違いがあると考えられます。図11－1下の図は、fMRI（機能的MRI）という手法で調べた、物と顔を識別しているときにはたらく大脳皮質の領域です。

人の顔を見分けたり表情から相手の気持ちを読み取ったりすることは、人間が社会の中で暮らしていく中でとくに必要となる能力です。脳には、物の識別とは別に、顔の識別で活動する大脳皮質の領域があることが知られています。

fMRIで調べてみると、健常者の子どもは、二つの物が同じかどうかを識別するときには**下**《か》**側頭回**《そくとうかい》、同じ顔かどうかを識別するときには**紡錘状回**《ぼうすいじょうかい》と、異なる領域が活動します。一方、ASDの子どもは、顔の識別も物の識別と同じ下側頭回が活動します。

ASDの人の中には、子どものころに「人の顔を認識できなかった」「誰の顔かを見分けられなかった」と語る人がいます。それは、顔を認識するときの脳のはたらき方に違いがあることが原因となっているのでしょう。

ASDの人たちにとって、人間の顔はとても複雑な形で刺激的です。ほかの人からの視線や口

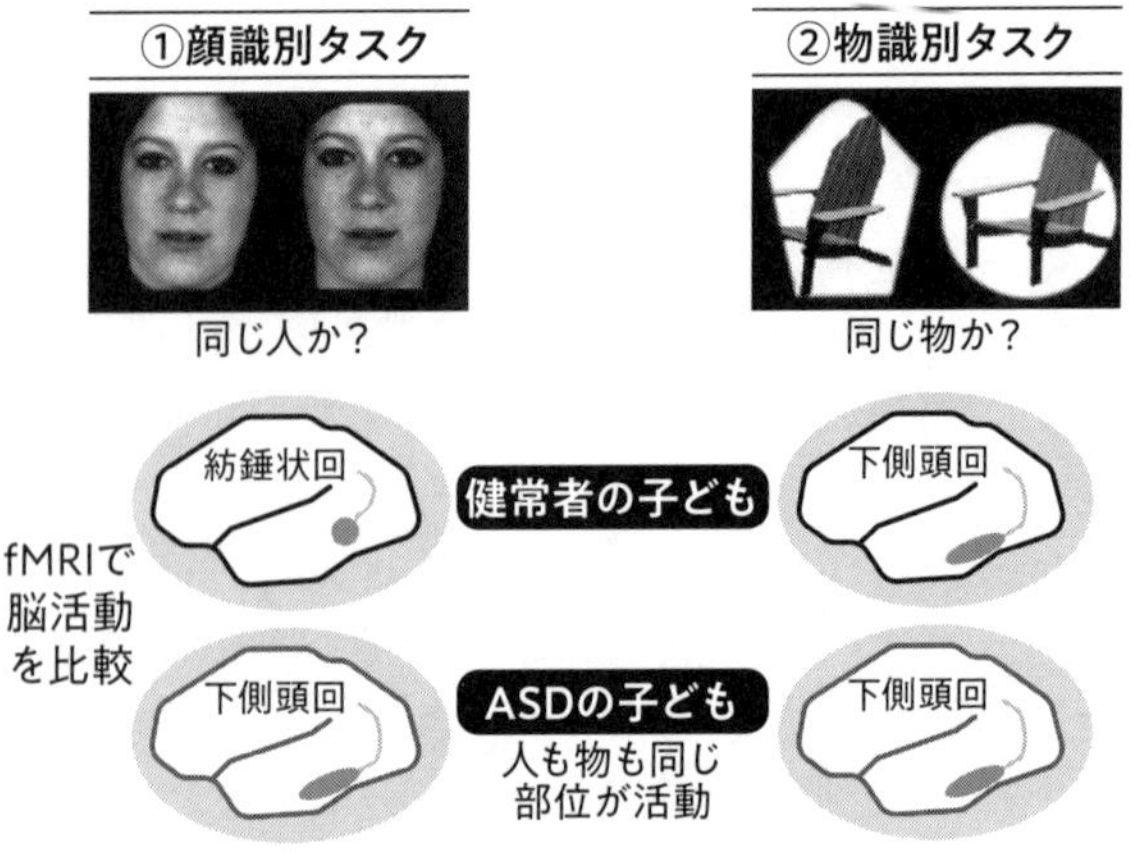

図 11-1　ASD の人と健常者の脳のはたらく部位の違い
健常者の子どもは、人の顔と椅子を見るときでは活動する脳の部位が異なるが、ASD の子どもはどちらも同じ部位が活動していた　＊ Schultz R.T. et al., *Arch Gen Psychiatry.,* 2000 をもとに作成

調が強すぎると感じたりします。また、人の表情や仕草はさまざまです。ＡＳＤの人たちはそのような複雑な変化の認識や対応が苦手です。

私たちは、言葉だけでなく、相手の表情や仕草から相手の気持ちや意図を読み取りながら意思疎通をしています。そのような非言語的なコミュニケーションがＡＳＤの人には難しいという特徴があるのです。それにより、周囲の人たちから「空気を読めない」と思われ、生きづらさを抱えます。

なぜＡＳＤの人は、複雑な情報を処理することが苦手なのでしょうか。

私は、ＡＳＤの人たちが物を認識するときの特徴について調べ始めていま

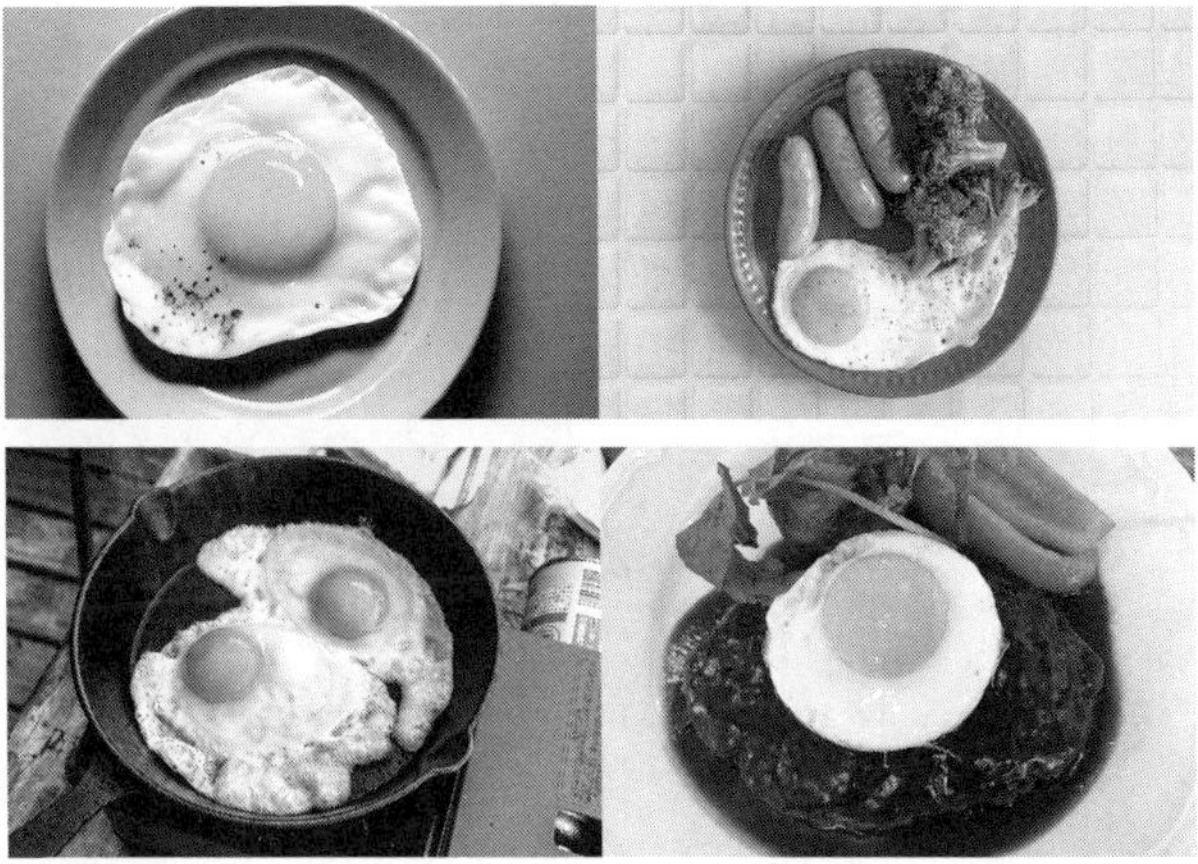

図 11-2　目玉焼きでも、形はさまざま

す。たとえば、目玉焼きの形はさまざまですね（図11－2）。白身の部分に対して黄身が真ん中にあったり偏っていたり、黄身が少し壊れていたりします。しかし、多くの人たちは、そのような細かい違いは気にせず、目玉焼きの特徴を認識します。

一方、ASDの人たちは、それぞれの形の微妙な違いにとらわれて、目玉焼きの特徴をつかむことが苦手のようです。目玉焼きのさまざまな形という複雑な情報を複雑なまま処理してしまい、目玉焼きの特徴をつかんで抽象化・単純化して情報を処理することが難しいのだと考えられます。

人間よりロボットとのほうがコミュニケーションを取りやすい

ＡＳＤの人たちが苦手なことを紹介してきましたが、社会のさまざまな分野で活躍しているＡＳＤの人がたくさんいます。ある分野で天才と呼ばれるような特異な能力をＡＳＤの人が示すこともあります。たとえば、天才の代名詞ともいえるアインシュタインにもＡＳＤの傾向があったと指摘されています。

ＡＳＤの子どもたちの社会性やコミュニケーション能力が改善すれば、その後の人生が生きやすくなり、能力も発揮しやすくなります。しかし、社会性やコミュニケーションの障害の原因となっている脳のはたらき方の違いのメカニズムはよく分かっていません。また、それらを改善する治療薬もありません。

現在、ＡＳＤの治療の基本は、社会性やコミュニケーション能力の改善を支援する**療育**《りょういく》（治療教育）です。しかし、人との関わりやコミュニケーションが苦手なＡＳＤの子どもたちを人間が支援することは、とても難しいという課題があります。では、どのような方法を使えばＡＳＤの人とコミュニケーションをうまく取り、支援がしやすくなるのでしょうか。

そこで、ロボットです。ロボットには、人間にそっくりなアンドロイドから、顔や姿形が単純化されたロボットまでいろいろなタイプがあります。ただし、いずれも実際の人間よりは単純化されています。また、ロボットならば表情や声のトーン、仕草も、ASDの人にとって刺激が強すぎないように設定することができます。ASDの多くの人たちにとって、人間よりもロボットのほうが、刺激が適切で表情や仕草が分かりやすいのです。また、人間は感情に左右されていろいろな行動をしますが、ロボットならば同じ行動を繰り返すので、ASDの人たちは安心感を持つようです。

21世紀に入り、ASDの人たちは、実際の人間よりもロボットとコミュニケーションが取りやすいという報告が多数発表されるようになりました。そして、ASDの人たちをロボットで支援して、社会性やコミュニケーション能力を向上させる研究が行われています。

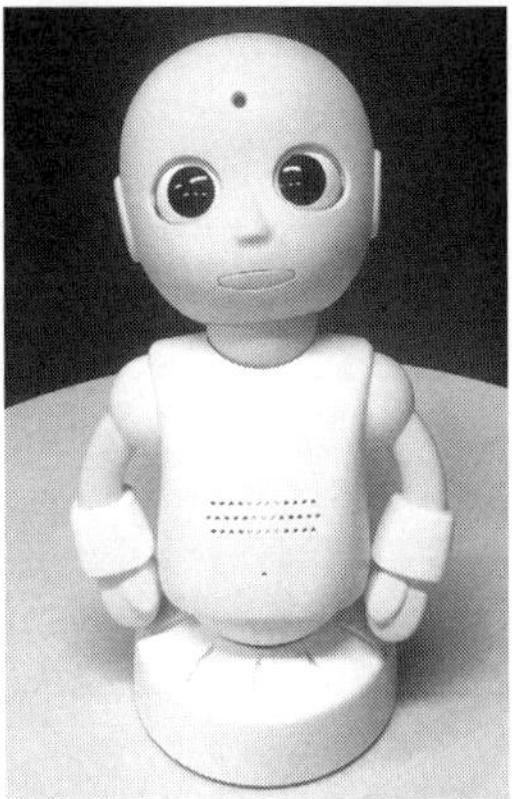

図11-3　卓上型ロボット CommU
＊Kumazaki H. et al., *Mol Autism.*, 2018より

私も、人間とはコミュニケーションが苦手なASDの人が、ロボットとならばうまく会話ができる例を確認してきました。たとえば、普段は家族ともほとんど会話をしない14歳の少年が、**CommU（コミュー）**というロボットと会話する様子を見て、彼

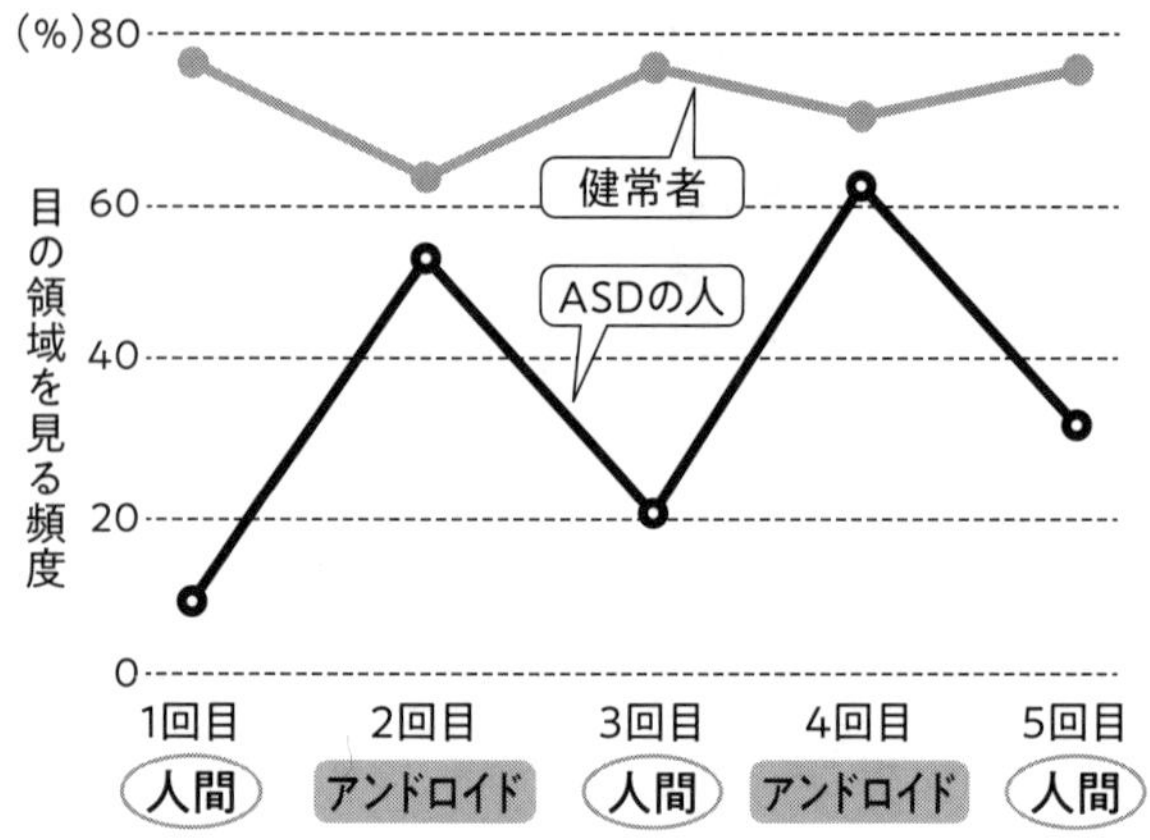

図 11-4　ASD の人は、人間よりアンドロイドと会話するときのほうが目を見る頻度が高い

健常者はアンドロイドより人間の目を見て話す頻度が高かったが、ASDの人ではアンドロイドが相手のほうがよく目を見ている。回数を重ねると、人間の目を見る頻度も少しずつ上がった　＊Yoshikawa Y.,Kumazaki H. et al., *Front Psychiatry.*, 2019 より一部改変

のお母さんはとても驚いていました。普段は人と目を合わすことがほとんどないのに、初対面のCommUの目を見ながら自分のことについて語ったからです。

CommUは、身長約30センチメートルの卓上型ロボットです（図11－3）。まばたきや眼球運動が可能で、視線方向や表情を変えることができます。

ほかの人と目を合わす「アイコンタクト」が少ないことは、ASDの多くの人に見られる特徴です。「相手の目を見て話すのが怖い」「アイコンタクトは物理的に苦痛だ」とＡＳＤの人たちは語ります。

先ほどの14歳の少年にとっては、CommUのような抽象化された大きな目のほうが分かりやすく、視線の刺激も強すぎないので、アイコンタクトができたのでしょう。

ある8歳のＡＳＤの男児は、絵画の『モナリザ』を見て、「初めて目の存在に気づいた」と語っています。ロボットなど人間以外のもので目の存在に気づき、アイコンタクトの経験を積めば、人間とも目を合わすことができるようになるかもしれません。

先ほど紹介したｆＭＲＩによる研究では、ＡＳＤの人たちは、顔の識別でも、物の識別と同じ領域が活動していました。顔の識別も、物の識別を応用して行っているのです。これは、人間に似たロボットという物で学んだことを、人間に対しても応用できる可能性を示していると考えられます。

私たちは、ＡＳＤの人たちに、人間、アンドロイド、人間、アンドロイドと交互に会話をしてもらい、そのとき相手の目の領域を見る頻度を調べました。すると健常者たちでは、アンドロイドよりも人間の目を見る頻度が高くなります。一方、ＡＳＤの人たちは逆に、人間よりもアンドロイドの目を見る頻度が高いのですが、回数を重ねると人間の目を見る頻度も少しずつ高くなりました（図11-4）。

アイコンタクトは、社会性の発達において重要だと指摘されています。ＡＳＤの人たちもロボ

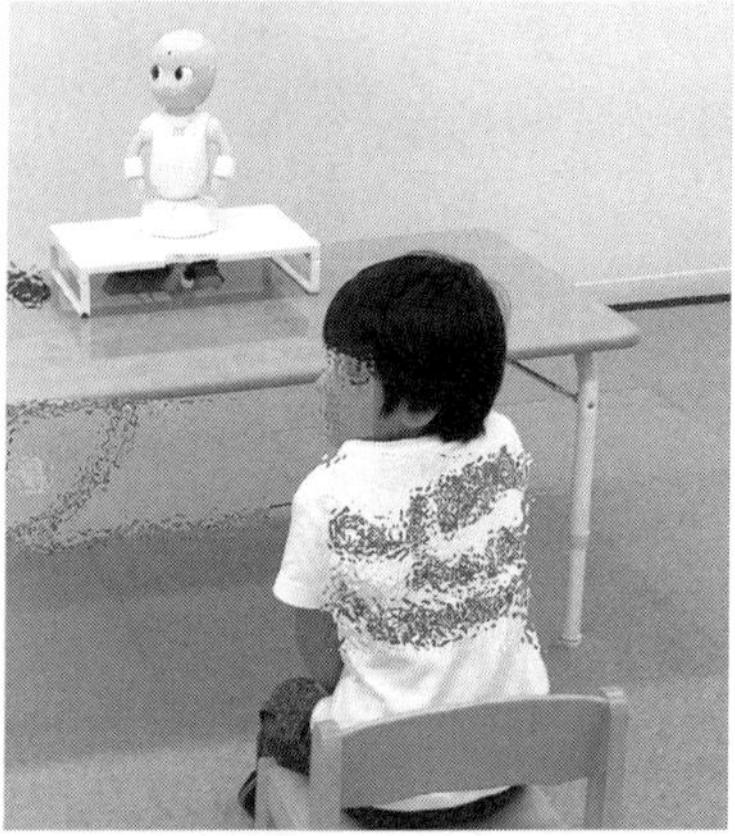

図 11-5　CommU と一緒にモニターを共同注視する ASD の幼児

CommU は視線が分かりやすいので共同注視しやすい。モニターを一緒に見ながら、CommU が「これは○○だよ」と教えてあげることで、ASD の子は言葉を覚えていく

＊ Kumazaki H. et al., *Mol Autism.*, 2018 より

ットでアイコンタクトを練習することで、社会性の発達を促すことができるでしょう。

ロボットと「共同注視」を行うことで言葉を覚える

私たちは、CommUを使ってASDの幼児に**共同注視**を促す研究も行いました。共同注視とは、たとえば近くにいる人がイヌを見ているとき、子どももそのイヌを見て、注意の対象を共有することです。そしてこのとき、「あれはイヌだよ」と教えてもらうことで言葉を覚えます。

自分とほかの人、そしてイヌといった三角関係をつくって共同注視をすることが、言葉を覚えたり、ほかの人のことを理解したりする能力を発達させる上でとても重要です。しかし、ASDの幼児は、共同注視をあまり行わない傾向があります。

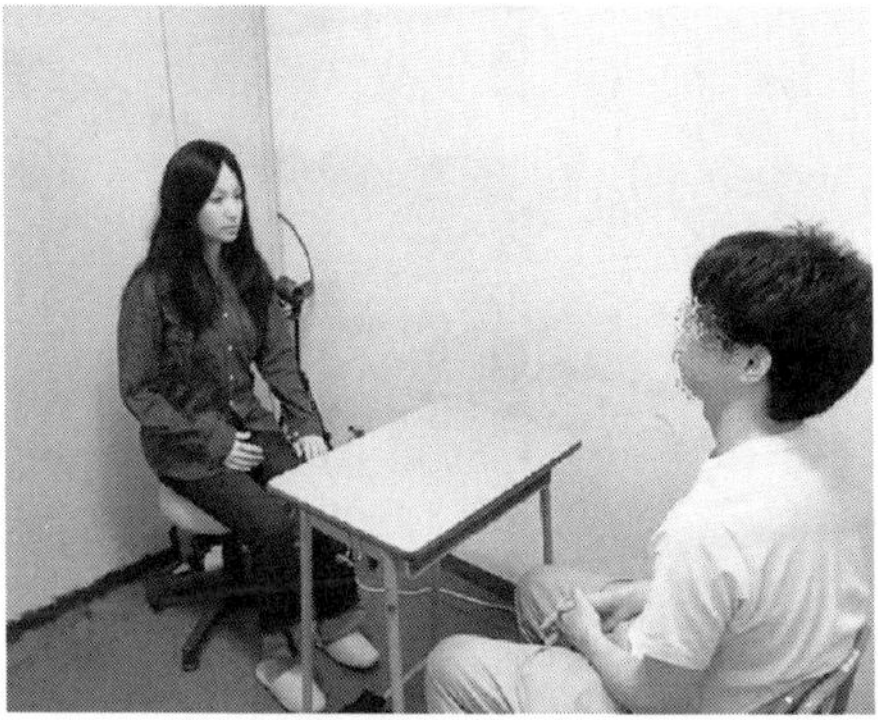

図11-6　アンドロイドを面接官役にして就職面接の練習をするASDの青年

人間に酷似させたアンドロイドActroid-Fを相手に面接の練習を繰り返すと、非言語コミュニケーションに改善が見られた　＊Kumazaki H. et al., *Autism.*, 2019より

視線が分かりやすいCommUならば、ASDの幼児も共同注視をしやすいことが分かりました。CommUが近くにあるモニターを見ると、ASDの幼児もモニターを見ます（図11-5）。そこに映っているものをCommUが「これは○○だよ」と教えてあげることで、言葉を覚えます。

ロボットを使って就職面接の練習をする

コミュニケーションが苦手なASDの人たちにとって、就職活動における面接は大きなハードルです。そこで私たちは、Actroid-Fというアンドロイドを面接官役にして、面接の練習を行う取り組みをしました。アンドロイドが相手ならば、ASDの人たちも気を遣わずに繰り返し面接の練習をすることができます（図11－6）。

Actroid-Fは、実在する若い女性をモデルに、人間に酷似させた身長約165センチメートルのアンドロイドです。人間らしい柔らかな動作、笑いや驚きといった表情をつくり出すことができます。

人がパソコンに打ち込んだ文章を面接官役のActroid-Fが声にして、ASDの面接者に質問する形で受け答えの練習をしました。さらに、Actroid-Fを相手に、アイコンタクトや頷《うなず》き、姿勢、声の音量、表情といった、面接で重要な非言語コミュニケーションの練習も行いました。その結果、ASDの多くの人たちの受け答えや非言語コミュニケーションに改善が見られました。

「他者の視点に立てるかどうか」が重要な診断基準

ASDの人たちは、他者の視点に立つことが難しいため、自分の言動が他者にどう思われているのかを理解しにくいといわれています。就職面接では、ASDの人が面接官が自分の言動をどう評価するのか想像しにくいことが、自分をうまくアピールできない一因となっていると考えられます。

私たちは、ASDの人に二人一組になってもらい、ひとりは面接官役のActroid-Fを遠隔操作し、もうひとりに面接者になってもらう形で面接の練習を行いました（図11－7）。

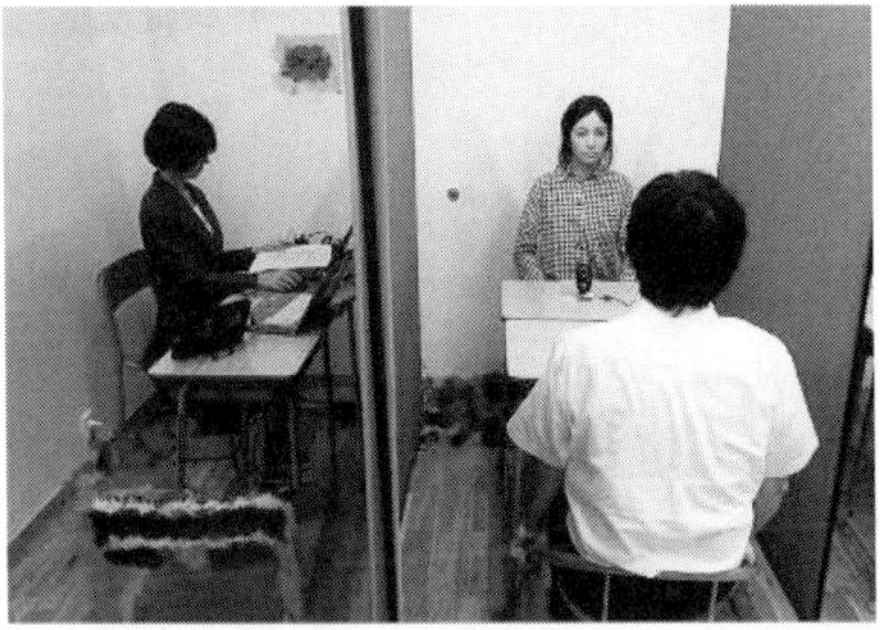

図 11-7　面接官役のアンドロイドを操作して、他者の視点を学ぶ
面接官役の Actroid-F（写真右奥）を ASD の人（写真左）が遠隔操作して、ASD の人の面接の練習を行う。この訓練により、他者の視点を学ぶことができた　＊ Kumazaki H. et al., *Front Psychiatry*., 2019 より

ＡＳＤの人自身が面接官役を演じるのは、対面する面接者からの刺激が強すぎます。面接官役のActroid-Fの操作ならば、平常心を保ちやすい傾向があります。Actroid-Fを操作することで、面接官という他者の視点に立つことができます。それによって、「もっと頷く回数を増やしたほうがアピールできる」などと、面接官の視点を学ぶことができました。

じつは、他者の視点に立てるかどうかが、ＡＳＤの重要な診断基準の一つになっています。他者の視点に立てないことが、社会性やコミュニケーション能力の発達に遅れが出る原因だと指摘する研究者もいます。ロボットを通じて他者の視点を学ぶことは、就職面接の練習になるだけでなく、社会性やコミュニケーション能力の向上に大きく役立つ可能性があります。

その人によって適したロボットのタイプが違う

ロボットは、英会話教育や認知症予防、高齢者介護の現場などではすでに普及し始めています。一方、ロボットによるASD支援はまだ研究段階で、普及はこれからです。普及に向けての課題の一つは、個人ごとに最適なロボットで支援を行うことです。

ロボットによる支援で、多くのASDの人たちの社会性やコミュニケーション能力が、ある程度改善します。しかし、改善しない人がいることも事実です。その理由は、支援を行ったロボットがその人に適していなかったからかもしれません。

どのようなロボットならばコミュニケーションが取りやすいかは、会話の内容によっても異なります。私たちは、ASDと健常者の子どもに、アンドロイドとCommU、実際の人間を相手に、自分のことについての話をしてもらいました。話題は、幸せだったこと、悲しかったこと、当惑したこと、についてです。それぞれの話題について話した単語数を測定して、話しやすさを分析しました。

すると、健常者の子どもは、いずれの話題もロボットより人間に話しやすいことが分かりました。一方、ASDの子どもでは、恥ずかしかったことなど当惑した話題については、人間やアンドロイドよりも、外見が最もシンプルなCommUに話しやすいという結果になりました（図11－

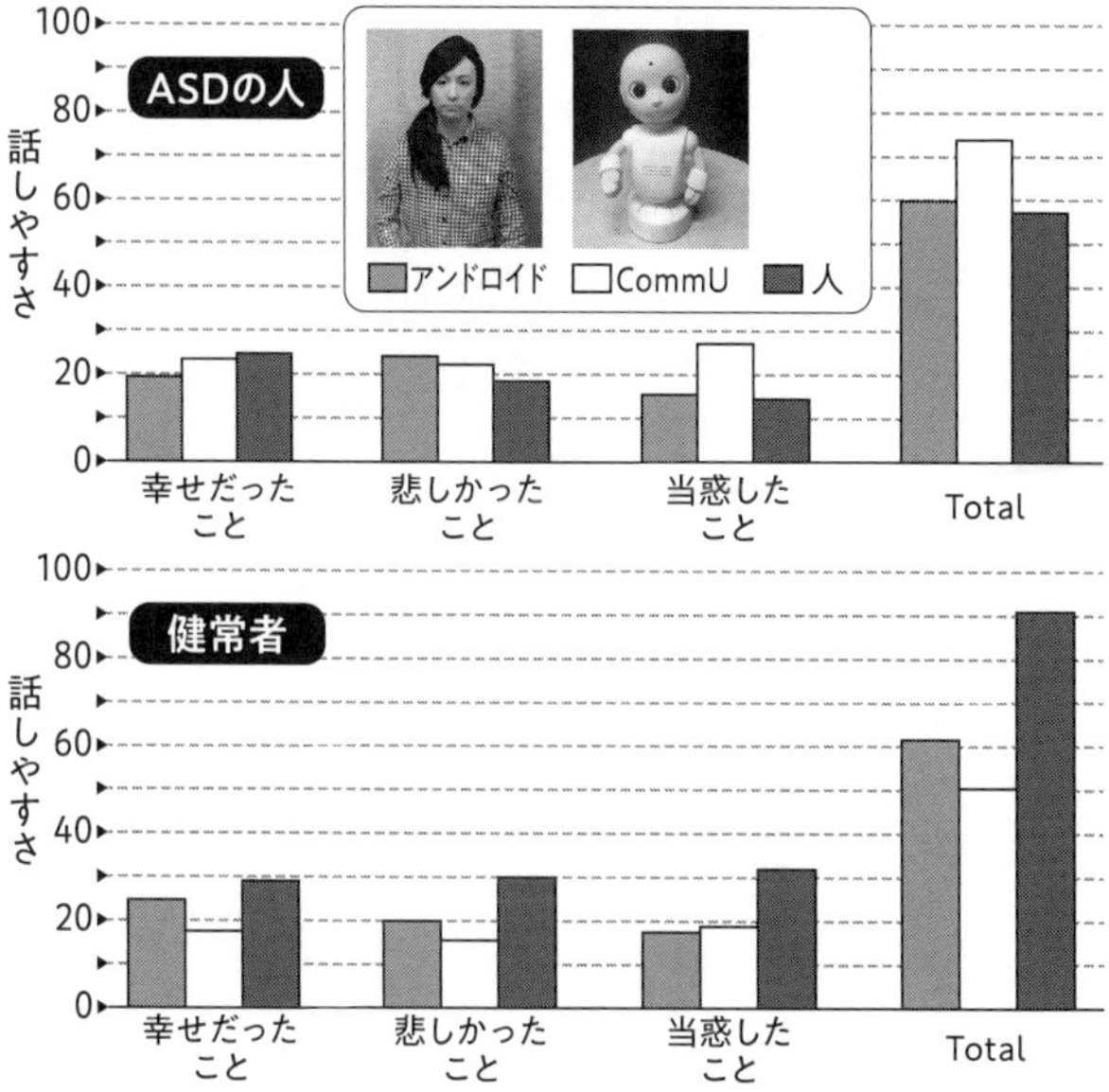

図11-8　会話の内容によっても、誰に話しやすいかが異なる
健常者の子どもは、どの話題もロボットより人間に話しやすいが、ASDの子どもは、当惑した話は外見が最もシンプルなロボットCommUに話しやすいという結果となった。縦軸は自己開示の単語数を示す
＊ Kumazaki H. et al., *Front Psychiatry*., 2018より一部改変

8）。

また、同じアンドロイドでも、動きの複雑さの設定によって、親しみやすさが変わることが分かりました。感覚が過敏なASDの人は動きが少ないアンドロイドを好み、感覚がそこまで過敏ではないASDの人は、動きが複雑なアンドロイドを好む傾向があります。ただし、人間よりは動きが少なく

シンプルなアンドロイドを好みます。

ASDの多くの人たちにロボットを使った支援研究に参加していただき、それぞれの人に適したロボットのタイプや、表情・仕草の設定について、多数のデータを集めていく必要があります。

同じ人でも発達段階や訓練内容によって、相応しいロボットは異なるでしょう。最初はその人にとって親しみやすいロボットでも、すぐに飽きて興味をなくしてしまっては支援は長続きしません。

そもそも、あるタイプのロボットが、今支援している人に適しているかどうかを判断するのは難しいことです。たくさんのデータに基づき、訓練内容や個人ごとに最適なロボットを選んで支援することで大きな改善成果が得られ、普及につながるはずです。

ロボットを活用したASDの早期診断・支援の普及を

現在、ASDの診療における大きな課題の一つは、児童精神科医の極端な不足です。そのため、ASDの疑いがあっても、児童精神科医の初診を受けるまでに何ヵ月も待つケースが多いのです。この課題を解決するためにも、ロボットの活用が期待されています。

ASDの診断基準は、社会性やコミュニケーションに障害があるかどうか、限定した興味や反復行動を見せるか、感覚異常があるかどうかです。それを医師が面接によって判断してＡＳＤかどうかを診断します。しかし、個性を持つ人間である医師と、患者さんには相性があります。偶然、その人にとってコミュニケーションを取りやすい医師が面接して、社会性やコミュニケーションに障害は見られないと診断してしまっては困ります。

その点、容姿や仕草、口調などを一定に設定できるロボットを遠隔操作して面接を行えば、どの人に対しても正確なＡＳＤ診断ができる可能性があります。訓練を支援するロボットとは違って、診断の補助に用いるロボットは、一定の仕様・設定のほうがよいのです。

脳は、発達早期ほど、より大きく変化する可能性を秘めています。早期にＡＳＤの診断を行い、いち早くその人ごとに適した支援を行うことで、大きな改善効果が期待できます。

ＡＳＤの子どもが、周囲の人たちから理解を得られず、叱責されたりいじめられたりして大きなストレスを受け、うつ病や不安障害、引きこもりや暴力、自傷といった**二次障害**が現れるケースがあります。二次障害を予防する上でも、早期診断を実現して、適切な支援を始める必要があります。

ＡＳＤの子どもたちが適応できるように刺激を調節した環境を整え、ほかの人たちと関わり、さまざまな経験を積める場を提供することが重要です。たとえば、大人数とのコミュニケーションは難しいけれども、2〜3人とだったら意思疎通ができるＡＳＤの子どもがいます。その場合、大人数の学級ではなく、少人数の学級に入れて徐々に社会に慣らしていくことで、社会性やコミュニケーション能力が発達するでしょう。

ＡＳＤの人たちへの支援は、長い時間と細心の配慮が必要なので、支援者には大きな負担が掛かります。ここで紹介したように、ロボットは医師や支援者の代わりになるだけでなく、人間よりもロボットのほうが向いている支援もあります。

現在、私が勤めている長崎県は日本で離島が最も多い県です。人材不足の離島において若手医師や看護師だけでＡＳＤの人たちに対応するよりも、経験豊富な児童精神科医が遠隔操作するロボットが加わることで、より適切な診断や支援ができるでしょう。私たちは今、そのような形でロボットの導入を始めようとしています。

第12章

「神経変性疾患が治る時代」から「精神疾患が治る時代」へ

――「前触れ症状」を見出して根本治療を確立する

名古屋大学大学院 医学系研究科 神経内科学 教授●勝野雅央

神経変性疾患は、根本的な治療薬が次々と承認されている

精神疾患と神経変性疾患はどちらも脳の疾患ですが、精神疾患では神経細胞の顕著な細胞死は見られません。一方、**神経変性疾患**では、脳や脊髄にある神経細胞が細胞死を起こします。神経変性疾患には、スムーズな運動ができなくなるパーキンソン病や、認知症の代表的疾患であるアルツハイマー型認知症、筋力が低下する筋萎縮性側索硬化症（ＡＬＳ）などが含まれます。

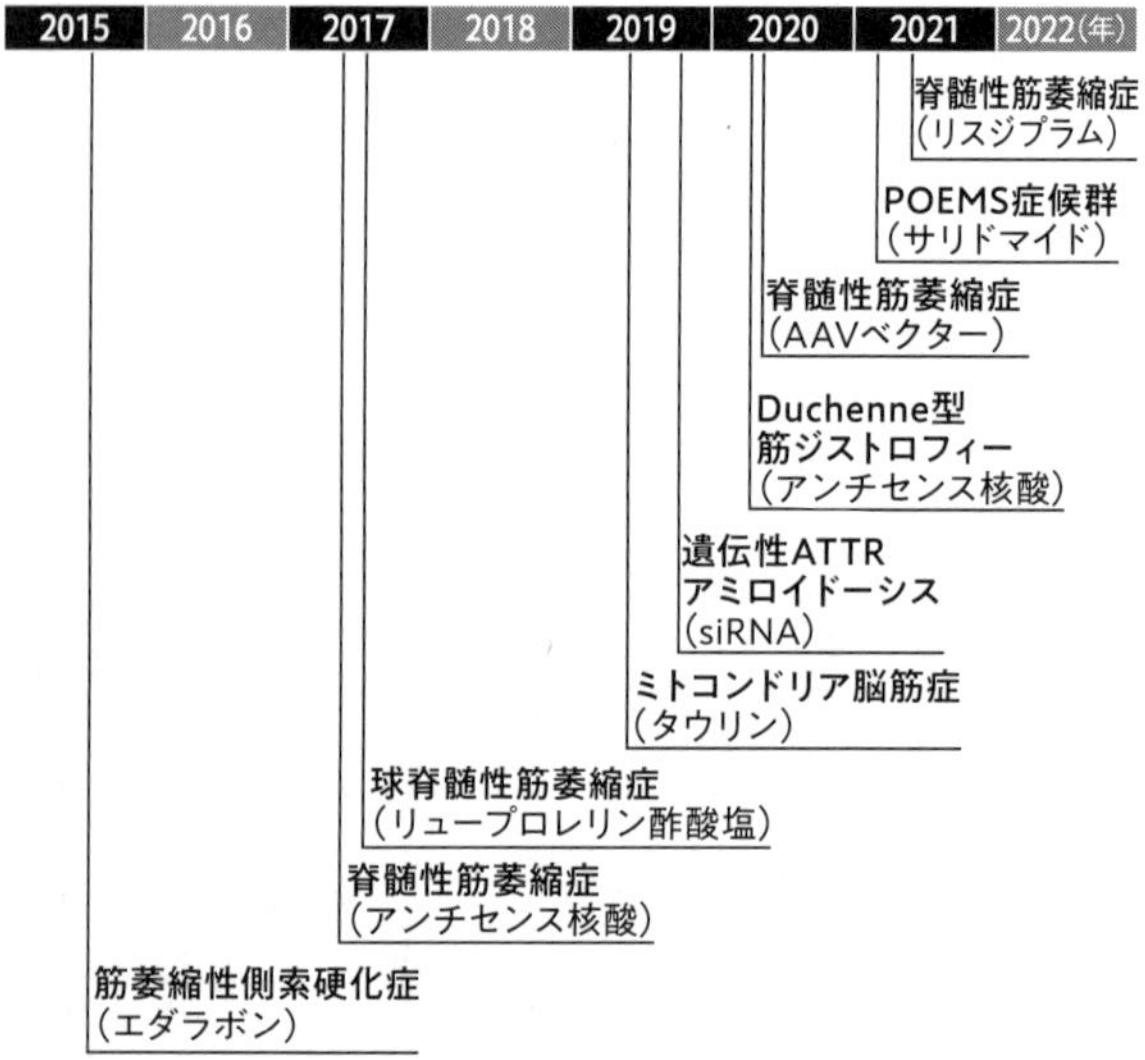

図 12-1　神経変性疾患の根本治療薬が次々と承認されている
2015 年頃からさまざまな神経難病を治す薬が承認されはじめ、「神経変性疾患が治る時代が始まった」と言われている　＊「脳神経疾患克服に向けた研究推進の提言 2022」（日本神経学会 HP で公開）をもとに作成

２０１０年代後半から、神経変性疾患の根本的な治療薬が次々と承認され、神経変性疾患が治る時代が始まった、と言われています（図12－1）。

この章では、私たちが取り組んできた神経変性疾患の研究成果と課題を中心に紹介し、その知見が「精神疾患が治る時代」の実現にどのように貢献するかを考えたいと思います。

精神疾患は「神経変性疾患の前段階」

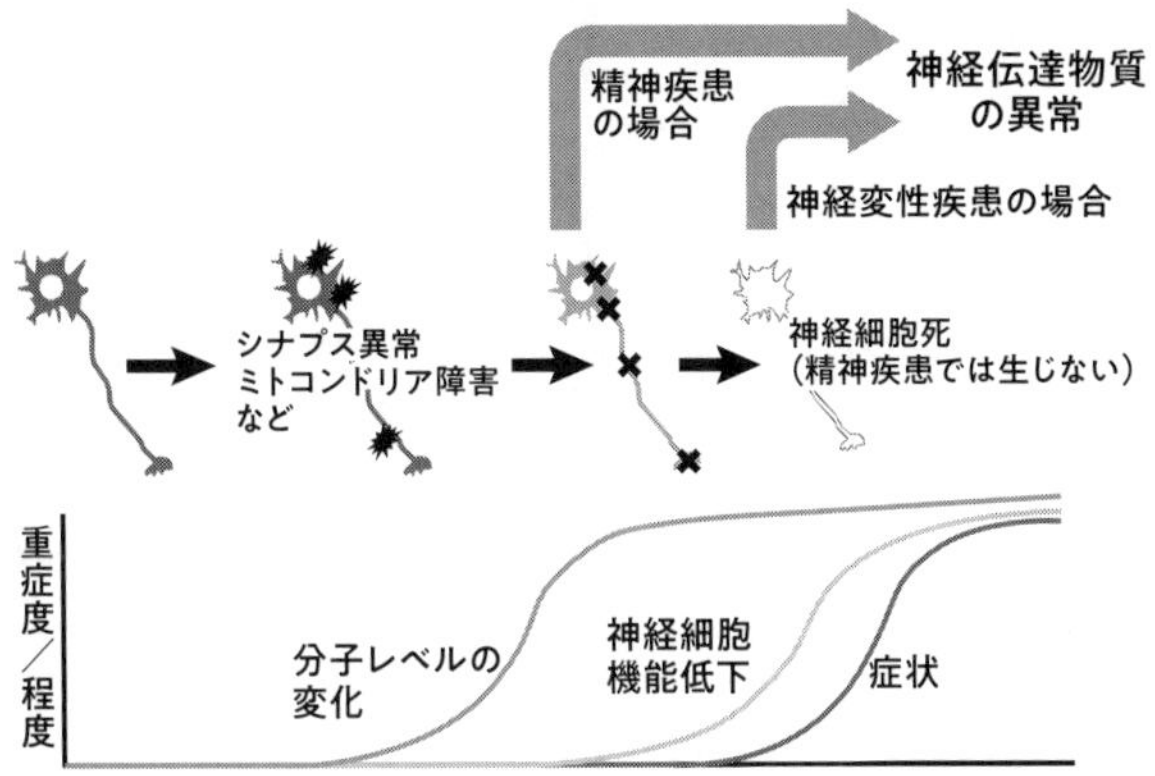

図 12-2　神経変性疾患と精神疾患の発症までの経過
神経変性疾患では、最終的に神経細胞の細胞死が起こるが、精神疾患では細胞死は見られない。ただし、分子レベルの変化や神経細胞機能低下という発症に至る経過には共通点がある　＊「脳神経疾患克服に向けた研究推進の提言 2022」（日本神経学会 HP で公開）をもとに作成

神経変性疾患と精神疾患の発症に至る経過には、共通性があります。どちらも、神経細胞間の情報伝達に関わるシナプスの異常や、細胞内の情報伝達やエネルギー産生に関わるミトコンドリアの異常といった分子レベルの変化から始まります。神経変性疾患は多くの場合、異常な形のタンパク質が蓄積することで分子レベルの変化が起きます。一方、精神疾患の場合、異常なタンパク質の明確な蓄積は見られませんが、分子レベルの変化は生じます。

そして、分子レベルの変化の程度が大きくなることで、やがて神経細胞の機能低下や神経伝達物質のはたらき方に異常が起きて症状が現れます。たとえば、神経変性疾患の**パーキンソン病**では神経伝達物質のドーパミンのはたらきが弱まり、精神疾患の統合失調症ではドーパミンのはたらきが強まります。

神経変性疾患の場合は、神経細胞の細胞死が起きますが、精神疾患の場合は明確な細胞死は見られないという相違点があります。ただし、どちらも思考や判断、行動など認知や心理に異常が現れるという症状には共通点があります。パーキンソン病では、多数の神経細胞の細胞死が起きて運動機能に異常が現れる前段階に、うつ症状を示すことがあります。すなわち、「神経変性疾患の前段階として起きる精神疾患もある」と言うことができます（図12－2）。

異常タンパク質の蓄積を食い止める

従来の神経変性疾患の薬の多くは、多数の神経細胞の細胞死によって生じた神経伝達物質の異常を緩和するものでした。それでは根本的な治療になりません。2010年代後半から登場し始めた薬は、異常タンパク質の蓄積や分子レベルの変化を食い止める根本的な治療薬です。

その例としてまず、私たちが進めてきた**球《きゅう》脊髄《せきずい》性《せい》筋《きん》萎《い》縮《しゅく》症《しょう》（SBMA）**の研究から紹介しましょう。

SBMAは手足や喉の筋力が弱っていく病気です。この疾患は1897年に、私が所属する名古屋大学医学部の前身である愛知医学校の研究者によって世界で初めて報告されました[12-1]。それから94年後の1991年、男性ホルモンである**アンドロゲン**を受け取る受容体の遺伝子変異が原因であることが分かりました。[12-2] ＳＢＭＡの患者さんは全員、その一つの遺伝子変異によって発症します。女性でもその遺伝子変異を持つ人はいるはずですが、不思議なことにこの病気は男性しか発症しません。患者さんの脊髄を見ると、変異遺伝子からつくられた異常な形のアンドロゲン受容体タンパク質が、筋肉に運動指令を伝える神経細胞（運動ニューロン）の細胞核に蓄積していることが観察されています。

私たちは、マウスの受精卵にその変異遺伝子を導入しました。そうして生まれたマウスでは、雄でも雌でも大量の異常なアンドロゲン受容体タンパク質がつくられます。

しかし興味深いことに、雄マウスは加齢とともに運動機能が低下しますが、雌マウスは高齢になるまで運動機能の低下は見られません。脊髄を見ると、雄マウスでは運動ニューロンの細胞核に異常タンパク質の蓄積が見られますが、雌マウスにはそれが見られませんでした。

この結果は、異常タンパク質が大量につくられるだけでは、その蓄積も運動機能の低下も現れないことを示しています。[12-3]

そこで私たちは、雄マウスで分泌されるアンドロゲンなどの男性ホルモンが、異常タンパク質の蓄積に関与していると予想しました。そして、遺伝子変異を導入した雄マウスに対して、症状が出現する前から男性ホルモンを抑える**リュープロレリン**という既存薬を投与しました。すると、異常タンパク質の蓄積も運動機能の低下も見られませんでした。

異常なアンドロゲン受容体タンパク質が男性ホルモンと結合することで、運動ニューロンの細胞核に蓄積して、運動機能の低下を引き起こすと考えられます。同じ遺伝子変異を導入した雌マウスは、異常なタンパク質が大量につくられても、分泌される男性ホルモンがごく微量なので蓄積せず、発症しないのでしょう。

私たちは、ＳＢＭＡの患者さんにリュープロレリンを投与する臨床試験を行いました。すると飲み込む力（嚥下機能）の改善が見られました[12-4]。こうしてリュープロレリンは２０１７年、ＳＢＭＡの世界初の治療薬として厚生労働省から承認を受けました。

なぜ症状が現れてから薬を投与しても効果が出ないのか

この章の冒頭で、２０１０年代後半から神経変性疾患の根本的な治療薬が次々と承認され、神経変性疾患が治る時代になり始めた、と紹介しました。しかし、その治療薬の多くは、症状が現れてから投与しても効果が十分ではないという大きな課題が残されています。

ＳＢＭＡでも、先述のように、遺伝子変異を導入したマウスに誕生後早期からリュープロレリンを投与すれば、運動機能が維持され、大きな治療効果が得られます。しかしＳＢＭＡを発症した患者さんにリュープロレリンを投与しても、運動機能の改善効果はわずかです。そのため、マウスの実験から治療薬として承認されるまで約15年もかかりました。

アルツハイマー型認知症の治療薬でも同じような課題に直面しています。これまで多くの薬剤の臨床試験が行われてきましたが、そのほとんどが失敗に終わっています。

アルツハイマー型認知症ではまず、脳内の神経細胞の外側に**アミロイドβ**というタンパク質の断片が蓄積し、やがて神経細胞の内部に**タウ**というタンパク質が蓄積します。それによって神経細胞の機能低下や細胞死が起き、認知症が発症するという経過をたどります。

認知症を発症した患者さんにアミロイドβに対する抗体薬を投与すると、アミロイドβの蓄積量が減少する効果が認められます。しかし肝心の認知機能の改善効果はわずかです。

遺伝性のアルツハイマー型認知症では、アミロイドβの蓄積は発症の20年以上も前から始まります。その時点からアミロイドβに対する抗体などの薬剤を投与すれば、認知症の発症を防ぐことができる可能性があります。しかし、発症後にアミロイドβの蓄積量を減らす薬を投与しても、すでに大量の神経細胞の細胞死が起きているので治療効果は限られるのです。

SBMAも、異常タンパク質の蓄積が始まった早期にリュープロレリンを投与すれば、発症を予防する効果が期待できます。

早期発見・早期治療で、救えなかった命が救えるように

実際に、早期発見・治療によって発症を防げることを証明した神経変性疾患があります。主に小児で発症する**脊髄性筋萎縮症（SMA）**です。これも運動ニューロンの機能が低下して、重症例では生後2年以内に命を落としてしまう病気です。

SMAの発症原因はほとんどの場合、SMN1という遺伝子が失われる欠失であることが1995年に発見されました。**SMN1**からは運動ニューロンに必要なSMNというタンパク質がつくられます。

じつは、SMN1とわずかに情報（塩基配列）が異なる**SMN2**という遺伝子もあるのですが、そこからは少量のSMNしか合成されません。DNAに書かれた遺伝子の塩基配列はRNAに転写され、そこからmRNA（メッセンジャーRNA）がつくられ、その情報に基づきタンパク質が合成されます。しかし、SMN2では一部の塩基配列がSMN1と異なるため、転写されたRNAのうち、完全な情報を持つmRNAとなるのは10〜20%のみで、少量のSMNしか合成されないのです（図12－3）。

SMN1遺伝子が欠失してSMNタンパク質が十分な量つくられないため、運動ニューロンの機能が低下してしまうことがSMAという病気の原因です。SMAの治療には、欠失したSMN

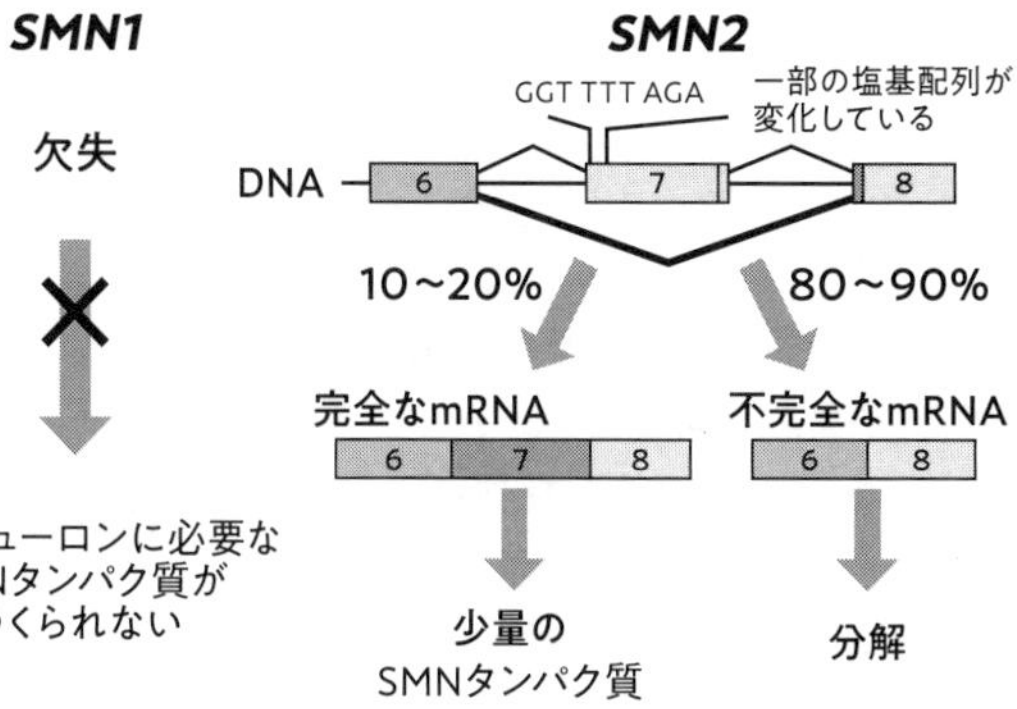

図12-3　脊髄性筋萎縮症（SMA）の原因
遺伝子SMN1が欠失すると運動ニューロンに必要なSMNタンパク質がつくられなくなり、SMAという病気を発症する。遺伝子SMN2は、一部の塩基配列が変化しているため、そこからつくられる完全なmRNAは10～20%程度で、タンパク質SMNは少量しかつくられない。SMN2に欠けている塩基配列を補って十分な量のタンパク質SMNを合成できるようにはたらく薬が開発された

1の情報が書かれた長い塩基配列をまるごと導入するよりも、SMN2のはたらきを強めて十分な量のSMNタンパク質が合成されるようにするほうが技術的に容易です。米国の研究グループは、人工DNAによって、SMN2から完全なmRNAができるようにはたらく核酸医薬**ヌシネルセン**を開発しました。

SMAモデルマウスにヌシネルセンを投与すると、10日間しか生きられなかったマウスが、1年以上生き延びたのです[12-5]。

そして2017年、SMAを発症した新生児に投与すると運動機能が大きく改善することが確かめられました[12-6]。

さらに2019年、SMN1が欠失した新生児に発症前にヌシネルセンを投与することで、健常な子どもとほとんど同じように成長できるケースが確認されました。[12-7] 早期診断・治療によって、今まで救えなかった命が救えるようになったのです。

「前触れ症状」をどうやって発見するか

患者さん全員が遺伝子変異によって発症するSMAのような遺伝性の病気は、遺伝子検査によって早期発見・治療ができます。遺伝性ではない神経変性疾患についても、早期に発見して発症を予防することはできるでしょうか。私たち名古屋大学では、パーキンソン病の早期発見に挑む取り組みを進めています。

パーキンソン病は、**α-シヌクレイン**というタンパク質が脳内の神経細胞に蓄積します。それにより、ドーパミンをつくる神経細胞が大量に細胞死を起こして症状が現れます。ドーパミンの不足を補う薬が開発されていますが、症状は緩和しても病気の進行を止めることはできません。

パーキンソン病の症状は、手足のふるえから始まり、やがて運動がスムーズに行えなくなり、動作が遅くなります。さらに幻視などの認知症の症状に至ります。このような症状の進行が20年ほどかけて起きます。[12-8]

じつは、手足のふるえなどの初期症状が現れる20年も前から、便秘や睡眠障害、嗅覚障害、う

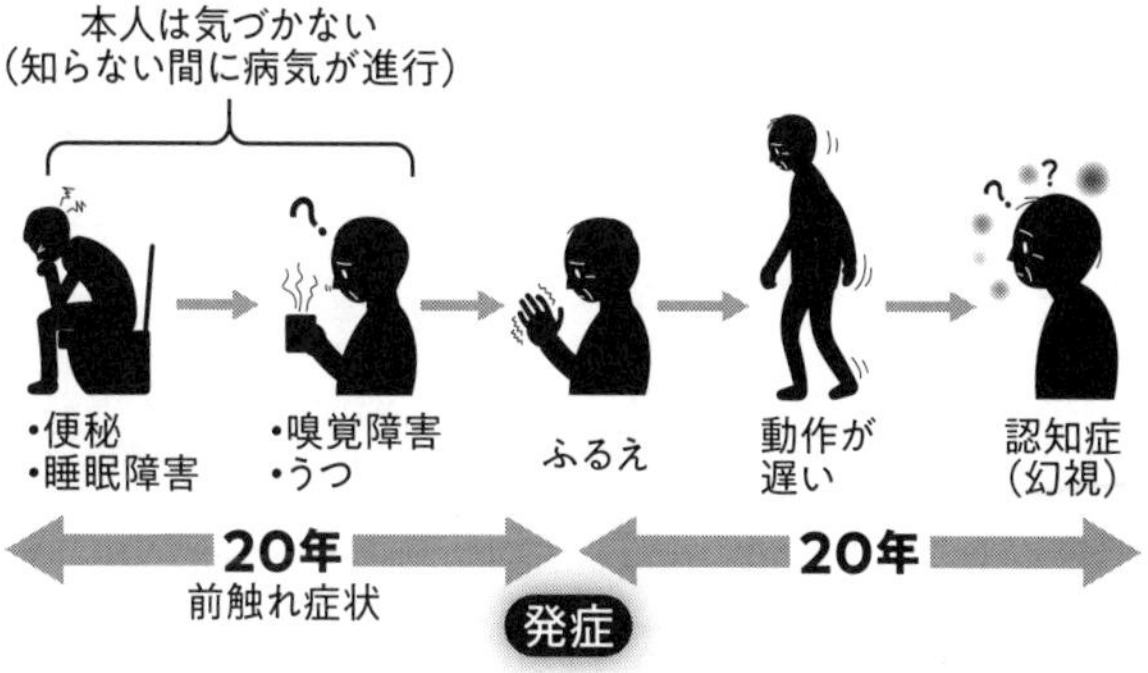

図12-4　パーキンソン病の「前触れ症状」
パーキンソン病では、発症の20年ほど前から便秘や睡眠障害、嗅覚障害、うつといった前触れ症状が起きていることが分かってきた

つといった「前触れ症状」が現れることが最近、分かってきました（図12－4）。その前触れ症状は、α－シヌクレインが蓄積し始めたことの合図だと考えられます。

私たちは便秘、睡眠障害、嗅覚障害の有無について、健康診断の受診者にアンケートを取りました。すると、受診者のうち7％の人たちが二つ以上の前触れ症状があると回答しました[12-9]。その人たちに対して、脳内のドーパミン神経を調べる画像検査を行ったところ、3分の1の人たちは患者さんと同じレベルでドーパミン神経や交感神経のはたらきが弱っていました。現在、その段階の人たちに薬を投与してパーキンソン病の発症を予防できるかどうか確かめる臨床試験を始めています。

じつは残念ながら、画像検査では脳内にα－シヌクレインが蓄積しているかどうかを調べること

はまだできません。そこで血液検査でα‐シヌクレインを検出して、パーキンソン病の早期発見につなげる研究が国内外で進められています。

一方、アルツハイマー型認知症で蓄積するアミロイドβやタウは、画像診断や血液検査で調べることができるため、早期発見・治療により発症を予防する臨床試験が先行して行われています。

前述のように、精神疾患では異常タンパク質の蓄積は見られませんが、発症前からシナプス異常など分子レベルの変化が起きます。その変化に伴う何らかの前触れ症状を捉えることができれば、早期発見・治療への道が開かれるでしょう。

「精神疾患が治る時代」を実現するには

さて、神経変性疾患の研究の進展は、「精神疾患が治る時代」の実現にどのように貢献できるでしょうか。

神経変性疾患では、1990年代から発症の原因となる遺伝子変異が見つかり始め、その変異を導入したモデルマウスを作製して病態や治療の標的分子を見つける基礎研究が進みました。そして2010年代後半から神経変性疾患の根本的な治療薬が次々と承認され始めました。

神経変性疾患の場合、患者さんの数%ほどは遺伝性で、親から子に伝わった一つの遺伝子変異が原因で発症しますが、ほとんどの患者さんは、親から遺伝した要因だけで発症したのではない孤発性です。ただし、遺伝性と孤発性の症状や発症メカニズムはよく似ています。そのため、一つの遺伝子変異を手掛かりに神経変性疾患の研究は大きく進展し、根本的な治療薬が次々と承認されるようになったのです。

精神疾患でも2000年代から発症に大きく影響する遺伝子変異が見つかり始め、その変異を導入したモデルマウスなどが作製され、精神疾患の原因を解明する研究が進展しています。ただし、精神疾患は、神経変性疾患のように一つの遺伝子変異で発症することは稀です。複数の遺伝子変異に環境要因も加わり発症することが多いため、一つの遺伝子変異だけに注目して研究を進めても、病気の原因解明や治療に有効な標的分子の同定は難航することが予想されます。「精神疾患が治る時代」を実現するには、二つの取り組みが必要だと、神経変性疾患の研究における成功や失敗の経験から提言したいと思います。

一つ目の提言は、細胞やモデル動物を用いた基礎研究の成果を、ヒトを対象にした臨床研究で検証するトランスレーショナルリサーチと、ヒトで分かったことを細胞やモデル動物で検証するリバース・トランスレーショナルリサーチをつなげた循環型トランスレーショナルリサーチの重要性です（図12-5）。

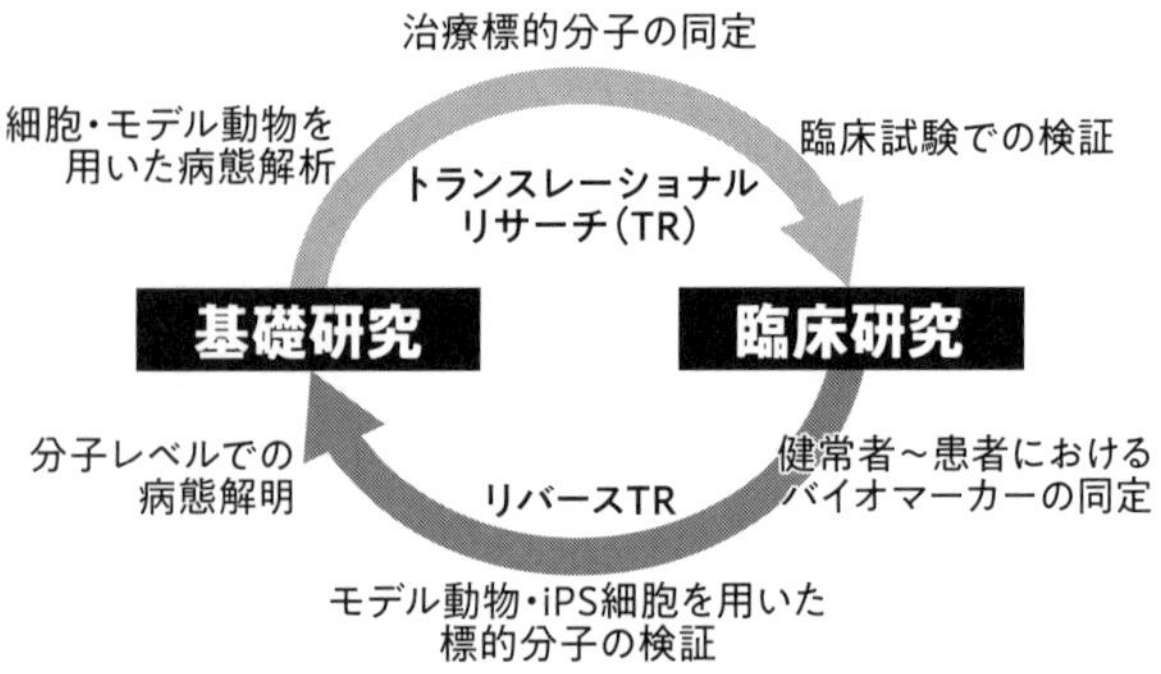

図 12-5　循環型トランスレーショナルリサーチとは

治療薬の開発では多くの場合、まず病気の原因となる遺伝子変異を導入した細胞やモデル動物を作製し、薬の候補分子を見つける基礎研究を行います。その後、薬の候補分子が、実際に患者さんに効くかどうか確かめる臨床研究に進みます。このように基礎研究で分かったことを臨床研究で確かめる研究手法が**トランスレーショナルリサーチ**です。

トランスレーショナルリサーチに加えて、健常者や患者さんを対象にした臨床研究で分かったことを、モデル動物や患者さん由来のｉＰＳ細胞を用いて確かめる基礎研究を行うことが治療薬の開発には重要です。それが**リバース・トランスレーショナルリサーチ**です。

私たちは、運動障害と認知症を併発する**進行性核上性麻痺（ＰＳＰ）**という神経変性疾患の治療標的を２０２２年に同定しました。ＰＳＰの患者さんでは、脳を構成する神経細胞やグリア細胞にタウタンパク質の蓄積が見られますが、どのような仕組みで蓄積するのかは謎でした。私たちはPSP患者さんの脳でフィラミンAというタンパク質が過剰につくられていることを突き止めました。[12-10] そのヒトでの知見を細胞やマウスで検証するリバース・トランスレーショナルリサーチを行い、フィラミンAの過剰がタウの蓄積を促進する分子メカニズムを解明しました。そして今、フィラミンAのはたらきを抑えてタウの蓄積を防ぐPSP治療薬を開発するために、細胞やマウスを用いた基礎研究を進めています。そこで見出した薬の候補分子の効果や安全性をヒトで確かめるトランスレーショナルリサーチを行う計画です。

このような**循環型トランスレーショナルリサーチ**で治療の標的分子さえ同定できれば、さまざまなタイプの治療薬を利用できます。

球脊髄性筋萎縮症（SBMA）の治療薬として承認されたリュープロレリンは、前立腺がんの治療に使われている既存薬です。抗がん剤には健康な細胞も攻撃する副作用の大きなものもありますが、リュープロレリンは標的分子だけに作用するように設計された**分子標的薬**です。

精神疾患でも標的分子が同定できれば、がんなどの既存の分子標的薬が利用できる可能性があります。既存薬ならば、すでに副作用なども調べられているので、いち早く臨床の現場で使えるようになるでしょう。

ただし、体の疾患に効く薬が脳の疾患では効かないケースが多く見られます。脳の血管には

「血液脳関門」と呼ばれる仕組みがあるため、薬がその関門を通過して脳へ入っていけないことが主な原因の一つです。

脊髄性筋萎縮症（SMA）の治療薬として紹介した核酸医薬ヌシネルセンは人工的につくったDNAです。DNAやRNAから成る短い核酸は、血液脳関門を通過して脳に作用しやすい傾向があります。新型コロナウイルス用にいち早く開発されたmRNAワクチンも一種の核酸医薬です。標的分子さえ同定できれば、核酸医薬は比較的短期間で開発できます。精神疾患の治療薬としても核酸医薬は有望でしょう。

ただし神経変性疾患と同様に、精神疾患の症状が現れてから薬を投与しても、十分な効果が出ない可能性があります。

腸内環境、炎症……「見えない疾患」の手がかりを見出す

二つ目の提言は、早期発見・治療の重要性です。私たち名古屋大学では、パーキンソン病を早期発見するために、前触れ症状を調べていることを紹介しました。神経変性疾患と精神疾患はどちらも脳の疾患ですが、体の影響を少なからず受けるという共通点があります。

たとえば、神経変性疾患と精神疾患はどちらも腸内環境の影響を大きく受けます。パーキンソン病では、腸内でつくられたα-シヌクレインが、腸と脳を結ぶ**迷走神経**を伝わって脳へ運ばれ

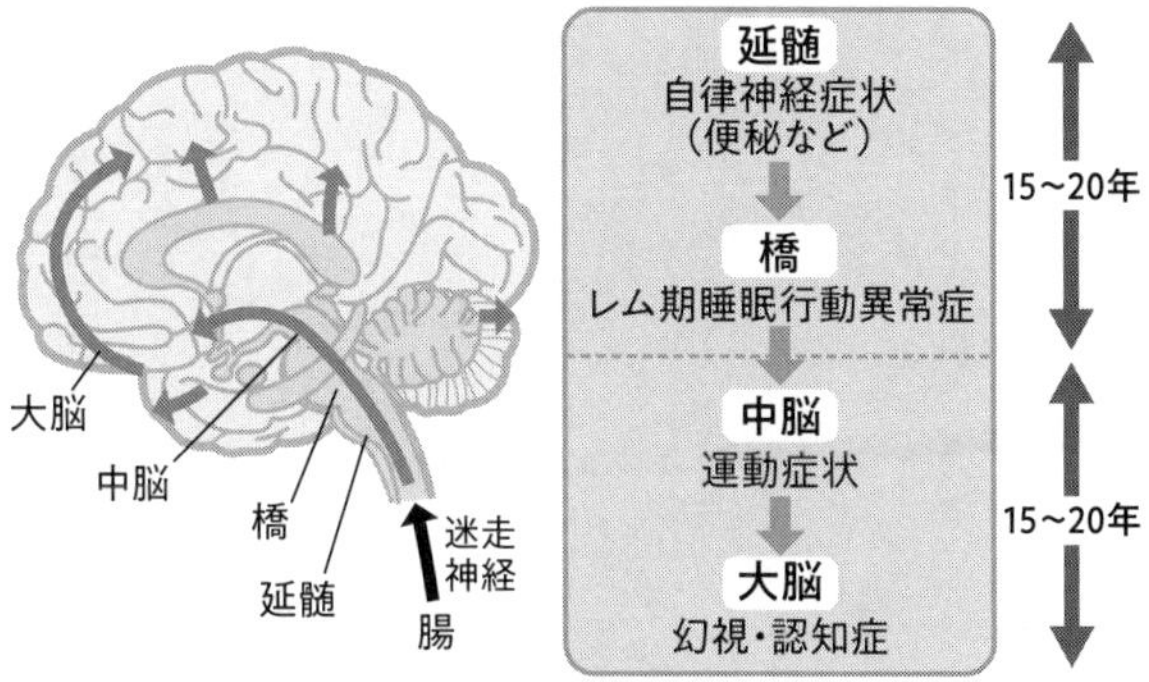

図12-6 パーキンソン病の症状の進行(右)と α-シヌクレインが蓄積する脳領域(左)

パーキンソン病では、腸内でつくられたα-シヌクレインという異常タンパク質が、脳へ運ばれて蓄積する可能性がある。これによって、便秘、睡眠障害という前触れ症状がまず起こり、その後、運動症状が現れると考えられる　＊ Braak H. et al., *Cell Tissue Res.*, 2004 をもとに作成

て蓄積する可能性があります。α-シヌクレインの蓄積は、まず**延髄**から始まることで便秘などの症状が現れ、次に**橋**《きょう》に至ることで睡眠障害、中脳に及び運動症状、そして大脳に蓄積することで幻視や認知症が現れるという指摘があります。このような知見は、腸内環境を調べて精神疾患を早期発見する研究に示唆を与えるでしょう(図12-6)。

また、本書でも精神疾患と体や脳の炎症の関係が指摘されていますが、神経変性疾患でもα-シヌクレインなどの異常タンパク質が蓄積する原因として、加齢とともに炎症との関係が注目されています。炎症は、神経変性疾患と精神疾患の早期発見を実現する上で重要な視点となります。

神経変性疾患は異常タンパク質の蓄積や神経細胞の細胞死という脳の変化が「見える」疾患ですが、精神疾患は変化が「見えない」疾患です。そのような精神疾患に対して脳科学者たちは、ｆＭＲＩなどの脳画像法を駆使して、特定の脳領域の縮小や、神経回路の異常を見出す研究を進めています。そのような脳の異常が、神経変性疾患の発症前の分子レベルの変化でも現れると考えられます。精神疾患の研究の進展は、神経変性疾患の早期発見・治療にも役立ちます。

そして近い将来、精神疾患の根本的な治療法が次々と承認される「精神疾患が治る時代」が始まると期待しています。

おわりに

いかがでしたでしょうか？

精神疾患を「心の病」だと思っておられた皆様が、本書で研究者が語ったさまざまな最新研究の結果をご覧いただいて、こんなに研究が進んでいるのか、と感じて下さったとしたら、この本を企画した甲斐があったというものです。

一方、「精神疾患は脳の病というけれど、いったいどういう脳の病なのだろうか？」と思って読んで下さった方の中には、ひょっとして、「謎は深まるばかりだ」という印象をもたれた方もいらっしゃるかもしれません。

同じ統合失調症という病気の原因を探る研究でも、顕微鏡でシナプスを観察する研究もあれば、ゲノムを調べる研究、脳画像の研究もある。シナプスが独裁主義になっているのが原因、という考え方もあれば、トップダウン情報とボトムアップ情報のバランスが崩れることが原因、という考え方もある。同じゲノムの研究でも、親から受け継いだ遺伝子の話もあれば、子で生じた突然変異、そして脳で転移因子が跳び回ることで生じる変異の話もある。「一体どれが原因なんですか！」と思った方もいらっしゃることでしょう。

一見ばらばらに見えたかもしれませんが、すべて、しっかりした研究によって得られた事実なのです。

まず、統合失調症という病気は、決してたった一つの原因で起きるものではありません。たとえばハンチントン舞踏病のような遺伝病の場合は、原因はＤＮＡの配列であり、胎生期の環境、生育環境、ストレスなどについてあまり深掘りする必要がないほど、原因はＤＮＡの配列一つに集約することができます。

しかし、精神疾患の場合は、それほど単純ではありません。ゲノムも関係しているし、胎生期の環境、生育環境、ストレス、すべてが関係しており、それらが複雑に絡み合って生じています。そして、一人一人の患者さんで、少しずつ関係している要因の重みは違っていると考えられます。これらの原因で生じている脳の変化も、1種類ではないでしょう。

じつは、統合失調症という病気が提案されたときの病名は、「統合失調症」でなく、「統合失調症『群』」でした。病気の概念が提案されたときから、一つの病気ではなく、さまざまな病気の集合体だ、ということが想定されていたわけです。

「うつ病」という病名も、本当は「抑うつ症」に変えるべきだ、という議論が行われています。現在うつ病とされている患者さんの中にも、職場のストレスでうつ病を発症した方もいれば、認知症の前駆症状としてうつ病になっている方、双極性障害の最初の症状として抑うつ状態が現れた方など、さまざまな場合があります。「認知症」の中に「アルツハイマー病」や「レビー小体病」があるように、「抑うつ症」の中にもさまざまな病気があるのだ、という考えに基づいてのことです。

本書で紹介したような研究が進むことにより、それぞれの精神疾患がより細かく分類（層別化、という言い方がされることもあります）され、それぞれに診断法、治療法が整備されていくのが、未来の精神医学の姿です。

次に、各々の研究は、異なったスケールの現象を取り扱っています。直径ナノメートル（10^{-9}メートル＝10億分の1メートル）程度のDNAという分子を対象としたゲノム研究、マイクロメートル（10^{-6}メートル＝100万分の1メートル）単位の大きさの細胞・シナプスの研究、そして最小でミリメートル（10^{-3}メートル＝1000分の1メートル）単位の脳構造を見る脳画像の研究、それぞれは、1000倍も違う大きさの物質を扱っているのです。

脳はマイクロメートル単位の細胞が集まってできていて、細胞はナノメートル単位の分子が集まってできていますが、分子のレベルで起きていること、細胞のレベルで起きていること、脳のレベルで起きていることは、相互に関連しています。実験においては、いずれかのレベルで起きていることを観察するわけです。

たとえば、株の動きや経済の動きは、一人一人の人間が意思に基づいて行動したために起きている現象です。だからといって、一人の人間を観察しただけで、経済のことが分かるわけではありません。一人の人間の心を調べる心理学と、経済の動きを調べる経済学は、関連がありながらも、独立に研究されています。

たとえ話のように聞こえたかとは思いますが、じつは心理学、経済学も、神経心理学（あるいは認知神経科学）、神経経済学、という形で、脳科学の一分野として研究されています。反対に小さいスケールの側でも、細胞神経科学、分子神経科学といったように、それぞれのスケールでの研究方法があり、相互に関連しながらも独立の分野として研究されているのです。

精神疾患の研究においても、分子のレベル、細胞のレベル、脳のレベルでの研究方法があり、それぞれが発展しています。

もし、この本を読んで、「謎が深まった」「結局、全体として何が起きているんだ？」と思った方がいらっしゃったら、その思いは私たち研究者も一緒です。

このようにさまざまなスケールで見られる現象を、階層を超えて、全体として何が起きているのかを理解したい。そういう強い思いを持って集まった、編者2名を含む研究者たちが、「科学研究費助成事業新学術領域研究（研究領域提案型）マルチスケール精神病態の構成的理解（マルチスケール脳）」という研究グループをつくり、2018年から2022年にわたって研究を進めてきました。本書に登場してくれた研究者の多くは、このグループの中で一緒に研究してきた人たちです。

分子、細胞、脳の階層を超えたつながりが、少しずつ分かりつつある、という感覚を少しでも持っていただけたとしたら、このグループの中で切磋琢磨してきた意義があったということだと思います。また、本書は、コラムは担当の研究者自身が執筆しましたが、各章は研究者のインタビューをもとにサイエンスライターの立山晃さんに構成・執筆していただきました。本書がわかりやすかったとしたら、立山さんのおかげです。

今も世界中で、精神疾患を解明し、精神疾患を「目に見える疾患」にするとともに、その原因に直接アタックする治療法を開発しようと、多くの研究者が日々、研究を続けています。

こうしたスケールを超える研究には、多くの研究者の血のにじむような努力と、長い時間が必要ですし、臨床研究には多くの患者さんたちの協力が必要です。

精神疾患の脳科学研究が進み、人類が精神疾患を克服できる日が来るまで、ぜひとも精神疾患研究を応援していただければと思います。

加藤忠史（編者を代表して）

経科講師などを経て、2001年理化学研究所脳科学総合研究センター（現・脳神経科学研究センター）精神疾患動態研究チーム チームリーダー。2020年より現職。アジア神経精神薬理学会Lundbeck Science Award 、塚原仲晃記念賞、日本生物学的精神医学会学術賞など受賞多数。双極性障害の原因解明をライフワークとして研究している。

第10章　柴田《しばた》 和久《かずひさ》

（理化学研究所 脳神経科学研究センター 人間認知・学習研究チーム チームリーダー）

2008年に奈良先端科学技術大学院大学修了。博士（理学）。国際電気通信基礎技術研究所、ボストン大学、ブラウン大学で研究員として研鑽を積み、2016年に准教授として名古屋大学に着任。2018年に主幹研究員として量子科学技術研究開発機構への移籍を経て、2019年から現職。脳における無意識的情報処理の仕組みや能力の限界が決まるメカニズムの解明を通し、人の能力限界の突破を可能にする技術の開発を目指している。

第11章　熊崎《くまざき》 博一《ひろかず》

（長崎大学大学院 医歯薬学総合研究科 未来メンタルヘルス学分野 教授／長崎大学病院 地域連携 児童思春期精神医学診療部 部長）

2004年に慶應義塾大学医学部卒業。博士（医学）。横浜市立市民病院の初期臨床研修医、慶應義塾大学医学部精神神経科学教室、留学等を経て2019年より国立精神・神経医療研究センター 精神保健研究所児童・予防精神医学研究部児童・青年期精神保健研究室室長。2022年より現職。日本精神神経学会専門医、指導医、子どものこころ専門医。日本精神神経学会国際学会発表賞、日本児童青年精神医学会・研究奨励賞、日本生物学的精神医学会学術賞など受賞多数。児童精神医学、精神科患者の嗅覚特性、精神科患者へのテクノロジーを用いた支援を専門としている。

第12章　勝野《かつの》 雅央《まさひさ》

（名古屋大学大学院 医学系研究科 神経内科学 教授／名古屋大学大学院 医学系研究科臨床研究教育学 教授）

1995年に名古屋大学医学部を卒業し、名古屋第二赤十字病院にて臨床研修。2003年名古屋大学大学院医学系研究科を修了。博士（医学）。その後、名古屋大学高等研究院特任講師等を経て、2015年より現職。主に運動ニューロン疾患・パーキンソン病・レビー小体型認知症の病態・治療研究を行っている。日本学術振興会賞、日本神経学会賞、文部科学大臣表彰など受賞多数。「世の中を変える研究をしたいという想いを胸に、同僚たちとともに日々悪戦苦闘しています」

理化学研究所脳科学総合研究センター（現・脳神経科学研究センター）シニアチームリーダーなどを経て2019年より現職。こころの物質的原理の理解を目指して、自閉症をはじめとする精神疾患の基礎的研究に取り組んでいる。

第7章　岡田《おかだ》 俊《たかし》
（国立精神・神経医療研究センター 精神保健研究所知的・発達障害研究部部長）
1997年に京都大学医学部医学科卒業、2001年に同大学大学院医学研究科中退。博士（医学）。同年より京都大学医学部附属病院精神科神経科助教、同大学大学院医学研究科（精神医学）講師、名古屋大学医学部附属病院親と子どもの心療科講師、准教授等を経て、2020年より現職。国立精神・神経医療研究センター病院にて児童精神科外来を担当している。日本児童青年精神医学会代表理事、日本ADHD学会理事などを務める。注意欠如・多動症（ADHD）、自閉スペクトラム症、チック(トゥレット症候群)ならびに児童青年期精神疾患を専門としている。

コラム4　中澤《ながさわ》 敬信《たかのぶ》
（東京農業大学 生命科学部 バイオサイエンス学科 動物分子生物学研究室 教授）
1996年に東京大学農学部農芸化学科卒業、2002年に同大学大学院医学系研究科修了。博士（医学）。その後、東京大学、大阪大学に在籍後、現在に至る。記憶や感情、社会性といった脳の基本的な機能や精神疾患の分子メカニズムの解明を目指している。また、脳機能と栄養・生育環境との関連性に注目した“農学的な”脳機能研究も推進している。

第8章　喜田《きだ》 聡《さとし》
（東京大学大学院 農学生命科学研究科 応用生命化学専攻 教授）
1994年に東京大学大学院農学研究科修了。博士（農学）。日本学術振興会特別研究員、留学（米国コールドスプリングハーバー研究所）などを経て、1997年より東京農業大学に着任して2008年に教授、2019年より現職、現在に至る。留学時から恐怖記憶のメカニズム解明研究に従事して、研究成果がPTSDの理解と治療方法開発に貢献できると考え、PTSD研究に取り組んだ。「医師免許を持たない基礎研究者でもPTSDの治療方法開発に貢献できたことの意義は大きく、このような基礎と臨床の連携がさらに発展することを望みます」

第9章、コラム5・6　加藤《かとう》 忠史《ただふみ》
（順天堂大学大学院 医学研究科 精神・行動科学 主任教授）
1988年に東京大学医学部卒業後、同附属病院にて臨床研修。滋賀医科大学附属病院精神科助手を経て、1994年同大学大学院修了。博士（医学）。文部省在外研究員としてアイオワ大学精神科にて研究に従事、東京大学医学部精神神で、ぜひ、若者にはこういった難問に挑戦してもらいたいですね」

コラム2　磯村《いそむら》 拓哉《たくや》

（理化学研究所 脳神経科学研究センター 脳型知能理論研究ユニット ユニットリーダー）

2017年に東京大学大学院新領域創成科学研究科博士課程を修了。博士（科学）。理化学研究所 基礎科学特別研究員等を経て、2020年より現職。脳の知能が持つ普遍的な特性を数学的に記述する理論の構築を行っている。

コラム2　高橋《たかはし》 英彦《ひでひこ》

（東京医科歯科大学大学院 医歯学総合研究科 精神行動医科学 主任教授）

1997年に東京医科歯科大学を卒業し、2005年同大大学院修了。博士（医学）。カリフォルニア工科大学への留学、京都大学精神医学教室等を経て、2019年より現職。日本学術振興会賞、ベルツ賞（一等）、日本神経科学会奨励賞などを受賞。専門は脳画像や認知神経科学で、情動・意思決定の神経科学から精神神経疾患の病態研究まで学際的な研究を展開している。

第4章　古屋敷《ふるやしき》 智之《ともゆき》

（神戸大学大学院 医学研究科 薬理学分野 教授）

1997年に京都大学医学部医学科を卒業後、2001年に京都大学大学院医学研究科博士課程修了。博士（医学）。2004年からジョンズ・ホプキンス大学心理脳科学分野に留学し、2008年から京都大学大学院医学研究科助教、同特定准教授を経て、2014年から現職。心の健康や病に深く関わるストレスやレジリエンスの生物学的機序を理解して、ストレス病態を克服するための医薬品開発に繋げることを目指している。

第5章、コラム3　岩本《いわもと》 和也《かずや》

（熊本大学大学院 生命科学研究部 分子脳科学講座 教授）

1996年に東京農工大学農学部を卒業後、2001年に東京大学大学院理学系研究科生物科学専攻修了。博士（理学）。その後、理化学研究所脳科学総合研究センター（現・脳神経科学研究センター）にて研究員・基礎科学特別研究員、2010年より東京大学大学院医学系研究科特任准教授、さきがけ研究員を経て、2016年より現職。新規挿入されたトランスポゾンを見て、どこからきて何をしているのかに思いを馳せています。

第6章　内匠《たくみ》 透《とおる》

（神戸大学大学院 医学研究科 生理学分野 教授）

京都大学大学院医学研究科修了。博士（医学）。米国ホワイトヘッド生物医学研究所、大阪大学医学部、神戸大学医学部を経て、大阪バイオサイエンス研究所にて研究室を主宰。その後、広島大学大学院医歯薬学総合研究科教授、

著者プロフィール

第1章　林《はやし》（高木《たかぎ》）朗子《あきこ》

（理化学研究所 脳神経科学研究センター 多階層精神疾患研究チーム チームリーダー）

1999年に群馬大学医学部医学科を卒業後、同大学附属病院・精神科神経科で臨床研修。その際、精神疾患の病態生理があまりにも未解明であることに衝撃を受け、群馬大学大学院医学系研究科に入学し、2005年に修了。博士（医学）。以降、理化学研究所、ジョンズ・ホプキンス大学、東京大学と研鑽を積み、2019年より現職で研究室を主宰する。新学術領域研究「マルチスケール精神病態の構成的理解（マルチスケール脳）」（2018〜2022年度）の代表を務める。精神疾患をシナプスのレベルで解き明かすことを目指して日夜奮闘中である。心の病を解明するために、若い人の参入を心から歓迎する。

第2章　久島《くしま》 周《いたる》

（名古屋大学 医学部附属病院 ゲノム医療センター 精神医学分野 病院講師）

2005年に名古屋大学医学部卒業、2011年に同大学大学院修了。博士（医学）。精神科専門医及び臨床遺伝専門医。大学院のときに精神疾患のゲノム解析を開始した。ゲノムバリアントの中でも、頻度が低く、発症への影響度が大きいものに着目して研究を行う。基礎研究者と連携して、患者ゲノム情報を活用した病態解析を行っている。

コラム1　橋本《はしもと》 亮太《りょうた》

（国立精神・神経医療研究センター 精神保健研究所 精神疾患病態研究部 部長）

1995年に大阪大学医学部卒業後、精神科医となり、2000年同大学大学院医学研究科修了。博士（医学）。留学等を経て現在に至る。日本精神神経学会精神医学奨励賞、精神医療奨励賞など受賞多数。新たな疾患分類による病態解明と診断法・治療法の開発のため「COCORO」という42研究機関からなる生物学的精神医学の多施設共同研究体制を牽引し、全国44大学279医療機関が参加する精神科治療ガイドラインの普及・教育・検証活動である「EGUIDEプロジェクト」の代表を務める。この世界を変えて精神疾患を克服するために、仲間と共に日々、活動している。

第3章　那波《なわ》 宏之《ひろゆき》

（和歌山県立医科大学 薬学部 生体機能解析学研究室 教授）

1986年に京都大学大学院医学研究科修了。博士（医学）。その後、留学を経て新潟大学脳研究所の教授、所長等を歴任。2021年より和歌山県立医科大学薬学部の教授として移籍し、現在に至る。精神疾患の科学的原理を究明し、治療や偏見の解消につなげることを目指している。「脳研究はやっと幻聴や幻覚に迫るレベルまで学問が進展してきています。これからが面白い学問領域なの

A.R., Peripheral SMN restoration is essential for long-term rescue of a severe spinal muscular atrophy mouse model., *Nature*, 478(7367):123-126, 2011

▶*12-6 Finkel R.S., Mercuri E., Darras B.T., Connolly A.M., Kuntz N.L., Kirschner J., Chiriboga C.A., Saito K., Servais L., Tizzano E., Topaloglu H., Tulinius M., Montes J., Glanzman A.M., Bishop K., Zhong Z.J., Gheuens S., Bennett C.F., Schneider E., Farwell W., De Vivo D.C.: ENDEAR Study Group., Nusinersen versus Sham Control in Infantile-Onset Spinal Muscular Atrophy., *N Engl J Med.*, 377(18):1723-1732, 2017

▶*12-7 De Vivo D.C., Bertini E., Swoboda K.J., Hwu W.L., Crawford T.O., Finkel R.S., Kirschner J., Kuntz N.L., Parsons J.A., Ryan M.M., Butterfield R.J., Topaloglu H., Ben-Omran T., Sansone V.A., Jong Y.J., Shu F., Staropoli J.F., Kerr D., Sandrock A.W., Stebbins C., Petrillo M., Braley G., Johnson K., Foster R., Gheuens S., Bhan I., Reyna S.P., Fradette S., Farwell W.: NURTURE Study Group., Nusinersen initiated in infants during the presymptomatic stage of spinal muscular atrophy: Interim efficacy and safety results from the Phase 2 NURTURE study., *Neuromuscul Disord.*, 29(11):842-856, 2019

▶*12-8 Kalia L.V., Lang A.E.. Parkinson's disease. *Lancet*, 386(9996):896-912, 2015

▶*12-9 Hattori M., Tsuboi T., Yokoi K., Tanaka Y., Sato M., Suzuki K., Arahata Y., Hori A., Kawashima M., Hirakawa A., Washimi Y., Watanabe H., Katsuno M., Subjects at risk of Parkinson's disease in health checkup examinees: cross-sectional analysis of baseline data of the NaT-PROBE study., *J Neurol.*, 267(5):1516-1526, 2020

▶*12-10 Tsujikawa K., Hamanaka K., Riku Y., Hattori Y., Hara N., Iguchi Y., Ishigaki S., Hashizume A., Miyatake S., Mitsuhashi S., Miyazaki Y., Kataoka M., Jiayi L., Yasui K., Kuru S., Koike H., Kobayashi K., Sahara N., Ozaki N., Yoshida M., Kakita A., Saito Y., Iwasaki Y., Miyashita A., Iwatsubo T.: Japanese Alzheimer's Disease Neuroimaging Initiative (J-ADNI), Ikeuchi T.: Japanese Longitudinal Biomarker Study in PSP and CBD (JALPAC) Consortium, Miyata T., Sobue G., Matsumoto N., Sahashi K., Katsuno M., Actin-binding protein filamin-A drives tau aggregation and contributes to progressive supranuclear palsy pathology., *Sci Adv.*, 8(21):eabm5029, 2022

▶図12-6 Braak H., Ghebremedhin E., Rüb U., Bratzke H., Del Tredici K., Stages in the development of Parkinson's disease-related pathology., *Cell Tissue Res.*, 318(1):121-134, 2004

▶図12-1, 図12-2 「脳神経疾患克服に向けた研究推進の提言2022」(日本神経学会等) https://www.neurology-jp.org/images/teigen_2022.pdf

第 11 章

▶図11-1　Schultz R. T., Gauthier I., Klin A., Fulbright R. K., Anderson A. W., Volkmar F., Skudlarski P., Lacadie C.,Cohen D. J. , Gore J. C., Abnormal Ventral Temporal Cortical Activity During Face Discrimination Among Individuals with Autism and Asperger Syndrome., *Arch Gen Psychiatry*., 57(4):331340, 2000

▶図11-3, 図11-5　Kumazaki H., Yoshikawa Y., Yoshimura Y., Ikeda T., Hasegawa C., Saito D. N., Tomiyama S., An K. M., Shimaya J., Ishiguro H., Matsumoto Y., Minabe Y., Kikuchi M., The impact of robotic intervention on joint attention in children with autism spectrum disorders., *Mol Autism*., 9(46), 2018

▶図11-4　Yoshikawa Y., Kumazaki H., Matsumoto Y., Miyao M., Kikuchi M., Ishiguro H., Relaxing Gaze Aversion of Adolescents with Autism Spectrum Disorder in Consecutive Conversations with Human and Android Robot—A Preliminary Study., *Front Psychiatry*., 10: 370 2019

▶図11-6　Kumazaki H., Muramatsu T., Yoshikawa Y., Corbett B. A., Matsumoto Y., Higashida H., Yuhi T., Ishiguro H., Mimura M., Kikuchi, M. Job interview training targeting nonverbal communication using an android robot for individuals with autism spectrum disorder., *Autism*.,23(6): 1586-1595, 2019

▶図11-7　Kumazaki H., Muramatsu T., Yoshikawa Y., Matsumoto Y., Ishiguro H., Mimura M., Kikuchi M., Role-Play-Based Guidance for Job Interviews Using an Android Robot for Individuals with Autism Spectrum Disorders., *Front Psychiatry*.,10: 239 2019

▶図11-8　Kumazaki H., Warren Z., Swanson A., Yoshikawa Y., Matsumoto Y., Takahashi H., Sarkar N., Ishiguro H., Mimura M., Minabe Y., Kikuchi M., Can Robotic Systems Promote Self-Disclosure in Adolescents with Autism Spectrum Disorder?　A Pilot Study., *Front Psychiatry*., 9: 36 2018

第 12 章

▶*12-1　川原汎「進行性延髄麻痺ノ血族的発生ノ一例」（愛知醫學會雑誌16:3／1897年）

▶*12-2　La Spada A.R., Wilson E.M., Lubahn D.B., Harding A.E., Fischbeck K.H., Androgen receptor gene mutations in X-linked spinal and bulbar muscular atrophy., *Nature*, 352(6330):77-79, 1991

▶*12-3　Katsuno M., Adachi H., Kume A., Li M., Nakagomi Y., Niwa H., Sang C., Kobayashi Y., Doyu M., Sobue G., Testosterone reduction prevents phenotypic expression in a transgenic mouse model of spinal and bulbar muscular atrophy., *Neuron*, 35(5):843-854, 2002

▶*12-4　Katsuno M., Banno H., Suzuki K., Takeuchi Y., Kawashima M., Yabe I., Sasaki H., Aoki M., Morita M., Nakano I., Kanai K., Ito S., Ishikawa K., Mizusawa H., Yamamoto T., Tsuji S., Hasegawa K., Shimohata T., Nishizawa M., Miyajima H., Kanda F., Watanabe Y., Nakashima K., Tsujino A., Yamashita T., Uchino M., Fujimoto Y., Tanaka F., Sobue G.: Japan SBMA Interventional Trial for TAP-144-SR (JASMITT) study group., Efficacy and safety of leuprorelin in patients with spinal and bulbar muscular atrophy (JASMITT study): a multicentre, randomised, double-blind, placebo-controlled trial., *Lancet Neurol*., 9(9):875-884, 2010

▶*12-5　Hua Y., Sahashi K., Rigo F., Hung G., Horev G., Bennett C.F., Krainer

▶*8-13　Hori H., Itoh M., Matsui M., Kamo T., Saito T., Nishimatsu Y., Kito S., Kida S., Kim Y., The efficacy of memantine in the treatment of civilian posttraumatic stress disorder: an open-label trial., *Eur J Psychotraumatol.*, 12:(1), 1859821, 2021

――コラム　5

▷*⑤-1　Yamasue H., Kasai K., Iwanami A., Ohtani T., Yamada H., Abe O., Kuroki N., Fukuda R., Tochigi M., Furukawa S., Sadamatsu M., Sasaki T., Aoki S., Ohtomo K., Asukai N., Kato N., Voxel-based analysis of MRI reveals anterior cingulate gray-matter volume reduction in posttraumatic stress disorder due to terrorism., *PNAS.*, 100 (15): 9039-9043, 2003

第　9　章

▶*9-1　Kato T., Kato N., Mitochondrial dysfunction in bipolar disorder., *Bipolar Disorders*, 2: 180-190, 2000

▶*9-2, 図9-2, 図9-3　Kasahara T., Takata A., Kato T.M., Kubota-Sakashita M., Sawada T., Kakita A., Mizukami H., Kaneda D., Ozawa K., Kato T., Depression-like Episodes in Mice Harboring mtDNA Deletions in Paraventricular Thalamus., *Mol Psychiatry.*, 21: 39-48, 2016

▶*9-3　Kato T.M., Kubota-Sakashita M., Fujimori-Tonou N., Saitow F., Fuke S., Masuda A., Itohara S., Suzuki H., Kato T., Ant1 mutant mice bridge the mitochondrial and serotonergic dysfunctions in bipolar disorder., *Mol Psychiatry.*, 23: 2039-2049, 2018

▶*9-4, 図9-4　Kato T., Current understanding of bipolar disorder: Toward integration of biological basis and treatment strategies., *Psychiatry Clin Neurosci.*, 73: 526-540, 2019

▶*9-5, 図9-5　Kato T., Mechanisms of action of anti-bipolar drugs., *Eur Neuropsychopharmacol.*, 59: 23-25, 2022

第　10　章

▶Shibata K., Watanabe T., Sasaki Y., Kawato M., Perceptual learning incepted by decoded fMRI neurofeedback without stimulus presentation., *Science*, 334(6061):1413-1415, 2011

▶Amano K., Shibata K., Kawato M., Sasaki Y., Watanabe T., Learning to associate orientation with color in early visual areas by associative decoded fMRI neurofeedback., *Curr Biol.*, 26(14):1861-1866, 2016

▶Shibata K., Watanabe T., Kawato M., Sasaki Y., Differential activation patterns in the same brain region led to opposite emotional states., *PLoS Biol.*, 14(9): e1002546., 2016

▶Koizumi A., Amano K., Cortese A., Shibata K., Yoshida W., Seymour B., Kawato M., Lau H., Fear reduction without fear through reinforcement of neural activity that bypasses conscious exposure., *Nat. Hum. Behav.*, 1:0006, 2016

▶Taschereau-Dumouchel V., Cortese A., Chiba T., KnottsJ.D., Kawato M., Lau H., Towards an unconscious neural reinforcement intervention for common fears., *PNAS.*, 115(13):3470-3475, 2018

▶Taschereau-Dumouchel V., Kawato M., Lau H., Multivoxel pattern analysis reveals dissociations between subjective fear and its physiological correlates., *Mol Psychiatry.*, 25:2342-2354, 2020

▶*7-14 Mizuno K., Yoneda T., Komi M. et al., Osmotic release oral system-methylphenidate improves neural activity during low reward processing in children and adolescents with attention-deficit/hyperactivity disorder., *Neuroimage Clin.*, 2:366-376, 2013

▶*7-15, 図7-5 DeVito E.E., Blackwell A.D., Kent L. et al., The Effects of methylphenidate on decision naking in attention-deficit/hyperactivity disorder., *Biol Psychiatry.*, 64(7): 636-639, 2008

▶*7-16 Okada T., Sato W., Kubota Y. et al., Involvement of medial temporal structures in reflexive attentional shift by gaze., *Soc Cogn Affect Neurosci.*, 3(1):80-88, 2008

――コラム 4

▷*④-1 Onitsuka T. et al, Toward recovery in schizophrenia: Current concepts, findings, and future research directions., *Psychiatry Clin Neurosci.*, 76(7):282-291, 2022

▷*④-2 Onitsuka T. et al, Trends in big data analyses by multicenter collaborative translational research in psychiatry., *Psychiatry Clin Neurosci.*, 76(1):1-14, 2022

▷*④-3 Nakazawa T., Modeling schizophrenia with iPS cell technology and disease mouse models., *Neurosci Res.*, 175:46-52, 2022

第 8 章

▶*8-1 Foa E.B., Kozak M.J., Emotional processing of fear: exposure to corrective information., *Psychol Bull.*, 99: 20-35, 1986
Kida S., Reconsolidation/Destabilization, Extinction and Forgetting of Fear Memory as Therapeutic Targets for PTSD., *Psychopharmacology*, 236(1):49-57, 2019

▶*8-2 Silva A.J., Kogan J.H., Frankland P.W., Kida S., CREB and memory., *Annu. Rev. Neurosci.*, 21: 127-148:, 1998

▶*8-3, *8-4 Kida S., Function and mechanisms of memory destabilization and reconsolidation after retrieval., *Proc Jpn Acad Ser B Phys Biol Sci.*, 96:95-106, 2020.

▶*8-5 Suzuki A., Josselyn S., Frankland P., Masushige S., Silva A., Kida S., Memory reconsolidation and extinction have distinct temporal and biochemical signatures., *J. Neurosci.*, 24: 4787-4795, 2004

▶*8-6, *8-7 Kida S., Reconsolidation/Destabilization, Extinction and Forgetting of Fear Memory as Therapeutic Targets for PTSD., *Psychopharmacology*, 236(1):49-57., 2019

▶*8-8, *8-9 Akers K.G., Martinez-Canabal A., Restivo L., Yiu A.P., De Cristofaro A, Hsiang H.L., Wheeler A.L., Guskjolen A., Niibori Y., Shoji H., Ohira K., Richards B.A., Miyakawa T., Josselyn S.A., Frankland P.W., Hippocampal neurogenesis regulates forgetting during adulthood and infancy., *Science*, 344 : 598-602, 2014

▶*8-10 Maekawa M., Namba T., Suzuki E., Yuasa S., Kohsaka S., Uchino S., NMDA receptor antagonist dmemantine promotes cell proliferation and production of mature granule neurons in the adult hippocampus., *Neurosci Res.*, 63: 259-266, 2009

▶*8-11, 図8-1 Ishikawa R., Fukushima H., Frankland P.W., Kida S., Hippocampal neurogenesis enhancers promote forgetting of remote fear memory after hippocampal reactivation by retrieval., *eLife*, 5: e17464, 2016

▶*8-12, *8-14, *8-15 Frankland P.W., Bontempi B., The organization of recent and remote memories., *Nat. Rev. Neurosci.*, 6: 119-130, 2005

▶図6-2 Nakai N., Nagano M., Saitow F., Watanabe Y., Kawamura Y., Kawamoto A., Tamada K., Mizuma H., Onoe H., Watanabe Y., Monai H., Hirase H., Nakatani J., Inagaki H., Kawada T., Miyazaki T., Watanabe M., Sato Y., Okabe S., Kitamura K., Kano M., Hashimoto K., Suzuki H., Takumi T., Serotonin rebalances cortical tuning and behavior linked to autism symptoms in 15q11-13 CNV mice., *Sci Adv*., 3(6), e1603001, 2017.

第 7 章

▶*7-1 Still G.F., Some abnormal psychical conditions in children : The Goulstonian lectures., *Lancet*, 1:1008-1013, 1077-1082, 1163-1168, 1902

▶*7-2 Biederman J., Mick E.,Faraone S.V., Age-dependent decline of symptoms of attention deficit hyperactivity disorder: impact of remission definition and symptom type., *Am J Psychiatry*., 157: 816-818, 2000

▶*7-3 Caye A., Rocha B.-M., Anselmi L. et al., Attention-deficit/hyperactivity disorder trajectories from childhood to young adulthood : Evidence from a birth cohort supporting a late-onset syndrome., *JAMA Psychiatry*., 73(7):705-712, 2016

▶*7-4 Moffitt T.E., Houts R., Asherson P. et al., Is adult ADHD a childhood-onset neurodevelopmental disorder? Evidence from a four-decade longitudinal cohort Study., *Am J Psychiatry*., 172(10):967-977, 2015

▶*7-5 Agnew-Blais J.C., Polanczyk G.V., Danese A. et al., Evaluation of the persistence, remission, and emergence of attention-deficit/ hyperactivity disorder in young adulthood., *JAMA Psychiatry*., 73(7): 713-720, 2016

▶*7-6 Caye A. Spadini A.V., Karam R.G. et al., Predictors of persistence of ADHD into adulthood: a systematic review of the literature and meta-analysis., *Eur Child Adolesc Psychiatry*., 25(11): 1151–1159, 2016

▶*7-7 Sibley M.H., Rohde L.A., Swanson J.M. et al., Late-Onset ADHD Reconsidered with comprehensive repeated assessments between ages 10 and 25., *Am J Psychiatry*., 175:140-149, 2018

▶*7-8 Barkley R.A., Behavioral inhibition, sustained attention, and executive functions: constructing a unifying theory of ADHD., *Psychol Bull*.,121(1):65-94, 1997

▶*7-9, 図7-2 Sonuga-Barke E., The dual pathway model of AD/HD: an elaboration of neuro-developmental characteristics., *Neurosci Biobehav Rev*., 27(7): 593-604, 2003

▶*7-10, 図7-2 Sonuga-Barke E., Bitsakou P., Thompson M., Beyond the dual pathway model: evidence for the dissociation of timing, inhibitory, and delay-related impairments in attention-deficit/hyperactivity disorder., *Am J Psychiatry*., 49(4):345-355, 2010

▶*7-11, 図7-2 Helps S.K., Broyd S.J., James C.J. et al., Altered spontaneous low frequency brain activity in atention deficit/hyperactivity disorder., *Brain Res*.,1322: 134-143, 2010

▶*7-12 Castellanos F.X., Lee P.P., Sharp W. et al., Developmental trajectories of brain volume abnormalities in children and adolescents with attention-deficit/ hyperactivity disorder., *JAMA*., 288(14):1740-1748, 2002

▶*7-13 Pironti V.A., Lai M.C., Morein-Zamir S. et al., Temporal reproduction and its neuroanatomical correlates in adults with attention deficit hyperactivity disorder and their unaffected first-degree relatives., *Psychol Med.*, 46(12): 2561-2569, 2016

23(8):1717-1730, 2018
▶Tanaka K. et al., Prostaglandin E2-mediated attenuation of mesocortical dopaminergic pathway is critical for susceptibility to repeated social defeat stress in mice., *J Neurosci.*, 32(12):4319-4329, 2012
▶図4-4　Nie X. et al., The innate immune receptors TLR2/4 mediate repeated social defeat stress-induced social avoidance through prefrontal microglial activation., *Neuron*, 99(3):464-479, 2018

第　5　章

▶*5-1　Nishioka M., Bundo M., Iwamoto K., Kato T., Somatic mutations in the human brain: implications for psychiatric research., *Mol Psychiatry.*, 24:839-856, 2019
▶*5-2　Cordaux R., Batzer M.A., The impact of retrotransposons on human genome evolution., *Nat Rev Genet.*, 10(10): 691-703, 2009
▶*5-3　Faulkner G.J., Billon V., L1 retrotransposition in the soma: a field jumping ahead., *Mob DNA.*, 9:22, 2018
▶*5-4　Bundo M., Toyoshima M., Okada Y., Akamatsu W., Ueda J., Nemoto-Miyauchi T., Sunaga F., Toritsuka M., Ikawa D., Kakita A., Kato M., Kasai K., Kishimoto T., Nawa H., Okano H., Yoshikawa T., Kato T., Iwamoto K., Increased L1 retrotransposition in the neuronal genome in schizophrenia., *Neuron*, 81:306-313, 2014
▶*5-5　Bundo M., Iwamoto K., A Method for Detection of Somatic LINE-1 Insertions at the Single-Cell Level from Postmortem Human Brain., *Methods Mol Biol.*, 2577:147-159, 2023

――コラム　3

▷*③-1　Bundo M., Ueda J., Nakachi Y., Kasai K., Kato T., Iwamoto K., Decreased DNA methylation at promoters and gene-specific neuronal hypermethylation in the prefrontal cortex of patients with bipolar disorder., *Mol Psychiatry.*, 26(7):3407-3418, 2021

第　6　章

▶*6-1　Maenner M.J. et al., Prevalence and Characteristics of Autism Spectrum Disorder Among Children Aged 8 Years - Autism and Developmental Disabilities Monitoring Network, 11 Sites, United States, 2018., *MMWR Surveill Summ.*, 70(11):1-16, 2021
▶*6-2　Nakatani J. et al., Abnormal behavior in a chromosome-engineered mouse model for human 15q11-13 duplication seen in autism., *Cell*, 137(7):1235-1246, 2009
▶*6-3　Nomura J. et al., Autism in a dish: ES cell models of autism with copy number variations reveal cell-type-specific vulnerability., *bioRxiv*, 478766, 2022
▶*6-4　Nakai N. et al., VR-based real-time imaging reveals abnormal cortical dynamics during behavioral transitions in a mouse model of autism., *bioRxiv*, 516121, 2022
▶*6-5　Miura I. et al., Encoding of social exploration by neural ensembles in the insular cortex., *PLoS Biol.*, 18(9), e3000584, 2020
▶*6-6　Takumi T. et al., Behavioral neuroscience of autism., *Neurosci Biobehav Rev.*, 110:60-76, 2020

第 3 章

▶*3-1　那波宏之, 村山正宜「トップダウン障害仮説と統合失調症」（日本生物学的精神医学会誌 30巻4号／2019年）

▶*3-2　Reinhold A.S. et al., Behavioral and neural correlates of hide-and-seek in rats., *Science*, 365(6458):1180-1183, 2019

▶*3-3　Hue S. et al., Uncontrolled Innate and Impaired Adaptive Immune Responses in Patients with COVID-19 Acute Respiratory Distress Syndrome., *Am J Respir Crit Care Med.*, 202(11):1509-1519, 2020

▶*3-4　Namba H., Nawa H., Post-pubertal Difference in Nigral Dopaminergic Cells Firing in the Schizophrenia Model Prepared by Perinatal Challenges of a Cytokine, EGF., *Neuroscience*, 441:22-32, 2020

▶図3-1　Hagmann P., Cammoun L., Gigandet X., Meuli R., Honey C.J., Wedeen V.J., Sporns O., Mapping the structural core of human cerebral cortex., *PLoS Biol.*, 6(7), e159, 2008

▶山形方人「コネクトーム」（脳科学辞典／2016年）
http://bsd.neuroinf.jp/wiki/コネクトーム

▶〈「脳の回路図」を作る：全シナプスの「地図」を作成〉（WIRED.jp/2000年1月28日付）

──コラム　2

▷Friston K.J., The free-energy principle: a unified brain theory?. *Nat Rev Neurosci.*, 11: 127-138, 2010

▷Friston K.J., Stephan K.E., Montague R., Dolan R.J., Computational psychiatry: the brain as a phantastic organ., *Lancet Psychiatry.*, 1: 148-158, 2014

▷Isomura T., Shimazaki H., Friston K.J., Canonical neural networks perform active inference., *Commun Biol.*, 5(55), 2022

第 4 章

▶杉晴夫『ストレスとはなんだろう』（講談社ブルーバックス／2008年）

▶McEwen B.S., Lasley E.N., *The End of Stress As We Know It*, Dana Press, 2002

▶Bullmore E., *The Inflamed Mind*, Picador USA, 2018

▶Furuyashiki T., Kitaoka S., Neural mechanisms underlying adaptive and maladaptive consequences of stress: Roles of dopaminergic inflammatory responses., *Psychiatry Clin Neurosci.*, 73(11):669-675, 2019

▶Ishikawa Y., Furuyashiki T., The impact of stress on immune systems and its relevance to mental illness., *Neurosci Res.*, 175:16-24, 2022

▶Ano Y. et al., Leucine-histidine dipeptide attenuates microglial activation and emotional disturbances induced by brain inflammation and repeated social defeat stress., *Nutrients*, 11(9):2161, 2019

▶Ishikawa Y. et al., Repeated social defeat stress induces neutrophil mobilization in mice: maintenance after cessation of stress and strain-dependent difference in response., *Br J Pharmacol.*, 178(4):827-844, 2021

▶Xu C. et al., The gut microbiome regulates psychological-stress-induced inflammation., *Immunity*, 53(2):417-428, 2020

▶図4-3　Shinohara R. et al., Dopamine D1 receptor subtype mediates acute stress-induced dendritic growth in excitatory neurons of the medial prefrontal cortex and contributes to suppression of stress susceptibility in mice., *Mol Psychiatry.*,

参　考　文　献

第　1　章

▶*1-1　Yuste R., Electrical compartmentalization in dendritic spines., *Annu Rev Neurosci*., 36:429-449., 2013

▶*1-2　Hayashi-Takagi A. et al., Labelling and optical erasure of synaptic memory traces in the motor cortex., *Nature*, 525(7569):333-338, 2015

第　2　章

▶*2-1　Eichler E.E., Genetic Variation, Comparative Genomics, and the Diagnosis of Disease., *N Engl J Med*., 381: 64-74, 2019

▶*2-2　International Human Genome Sequencing Consortium, Finishing the euchromatic sequence of the human genome., *Nature*, 431: 931-945, 2004

▶*2-3　Sebat J., Lakshmi B., Troge J. et al., Large-scale copy number polymorphism in the human genome., *Science*, 305: 525-528, 2004

▶*2-4　Nakatochi M., Kushima I., Ozaki N., Implications of germline copy-number variations in psychiatric disorders: review of large-scale genetic studies., *J Hum Genet*., 66: 25-37, 2021

▶*2-5　Kushima I., Nakatochi M., Aleksic B. et al., Cross-Disorder Analysis of Genic and Regulatory Copy Number Variations in Bipolar Disorder, Schizophrenia, and Autism Spectrum Disorder., *Biol Psychiatry.*, 92: 362-374, 2022

▶*2-6　Sekiguchi M., Sobue A., Kushima I. et al., ARHGAP10, which encodes Rho GTPase-activating protein 10, is a novel gene for schizophrenia risk., *Transl Psychiatry*., 10: 247, 2020

▶*2-7　Tanaka R., Liao J., Hada K., Mori D., Nagai T., Matsuzaki T., Nabeshima T., Kaibuchi K., Ozaki N., Mizoguchi H., Yamada K., Inhibition of Rho-kinase ameliorates decreased spine density in the medial prefrontal cortex and methamphetamine-induced cognitive dysfunction in mice carrying schizophrenia-associated mutations of the Arhgap10 gene., *Pharmacol Res*., 187:106589, 2023

▶図2-1　Irving I. Gottesman, *Schizophrenia Genesis: The Origins of Madness*, W. H. Freeman & Co.Ltd, 1990

▶図2-4　Manolio T.A., Collins F.S., Cox N.J. et al., Finding the missing heritability of complex diseases., *Nature*, 461: 747-753, 2009

▶表2-1　Rees E., Walters J.T.R., Georgieva L. et al., Analysis of copy number variations at 15 schizophrenia-associated loci., *Br J Psychiatry.*, 204: 108-114, 2014

▶図2-6　Jonas R.K., Montojo C.A., Bearden C.E., The 22q11.2 deletion syndrome as a window into complex neuropsychiatric disorders over the lifespan., *Biol Psychiatry.*, 75: 351-360, 2014

──コラム　1

▷*①-1　橋本亮太「統合失調症のバイオタイプ研究」(日本生物学的精神医学会誌33巻4号／2022年)

▷*①-2　Koshiyama D., Miura K., Nemoto K., Okada N., Matsumoto J., Fukunaga M., Hashimoto R.., Neuroimaging studies within Cognitive Genetics Collaborative Research Organization aiming to replicate and extend works of ENIGMA., *Hum Brain Mapp*., 43(1):182-193, 2022

ま・や行

ら・わ行

さ行

アルファベット・数字

N.D.C.491.371　286p　18cm

ブルーバックス　B-2224

「心《こころ》の病《やまい》」の脳《のう》科《か》学《がく》

なぜ生じるのか、どうすれば治るのか

2023年２月20日　第１刷発行
2023年３月27日　第４刷発行

編者　林《はやし》(高《たか》木《ぎ》)朗子《あきこ》　加藤忠史《かとうただふみ》
発行者　鈴木章一
発行所　株式会社講談社
〒112-8001　東京都文京区音羽2-12-21
電話　出版　03-5395-3524
販売　03-5395-4415
業務　03-5395-3615
印刷所　（本文印刷）株式会社新藤慶昌堂
（カバー表紙印刷）信毎書籍印刷株式会社
製本所　株式会社国宝社

ISBN978－4－06－528363－9

発刊のことば

科学をあなたのポケットに

二十世紀最大の特色は、それが科学時代であるということです。科学は日に日に進歩を続け、止まるところを知りません。ひと昔前の夢物語もどんどん現実化しており、今やわれわれの生活のすべてが、科学によってゆり動かされているといっても過言ではないでしょう。

そのような背景を考えれば、学者や学生はもちろん、産業人も、セールスマンも、ジャーナリストも、家庭の主婦も、みんなが科学を知らなければ、時代の流れに逆らうことになるでしょう。

ブルーバックス発刊の意義と必然性はそこにあります。このシリーズは、読む人に科学的に物を考える習慣と、科学的に物を見る目を養っていただくことを最大の目標にしています。そのためには、単に原理や法則の解説に終始するのではなくて、政治や経済など、社会科学や人文科学にも関連させて、広い視野から問題を追究していきます。科学はむずかしいという先入観を改める表現と構成、それも類書にないブルーバックスの特色であると信じます。

一九六三年九月

野間省一